JN099280

心が壊れる「ゲーム依存」からどう立ち直るのか

監修

樋口 進

国立病院機構
久里浜医療センター名誉院長

ミネルヴァ書房

なぜゲーム依存は病気とされたのか

久里浜医療センター名誉院長・顧問　樋口　進

■ネット依存とは何か

スマートフォンの爆発的な普及にともない、スマホの画面を見続ける人が、電車の車内でも職場でも学校でも自宅のリビングルームでも、目につくようになりました。見ているのはSNSかゲームかマンガ、ニュースなどいろいろです。「いつでも」、「どこでも」インターネットに接続できるのがスマホの特徴です。そして、スマホが普及するにつれてネット依存に陥る若者が増え続けています。

そもそもネット依存とは何でしょう。

医学的な意味でいう「依存」には、アルコール依存や薬物依存のような「物質依存（substance dependence）」とギャンブル依存のような「行動嗜癖（behavioral ad-diction）」があります。「嗜癖」とは「ある習慣が行き過ぎてしまい、行動をコントロールすることが難しくなった状態」のことです。英語では「addiction」（中毒、耽溺）という言葉があてられます。

「行動嗜癖」とは、ある行動の行き過ぎが、明確な健康・社会問題を引き起こすことをいい、ネット依存も「行動嗜癖」の1つです。長時間、インターネットに接続して何かをせずにはいられない、そのため成績（業績）低下、昼夜逆転、欠席、欠勤のような問題を引き起こすのです。

厚生労働省の調査（2018年）によれば、ネット依存が疑われる人は、成人で推定約309万人、中高生で約93万人いると推定されていました（図1）。中高生のネット依存は2012年の調査では約52万人でした。

図1 ● 中高生のネット依存が疑われる人の割合の変化

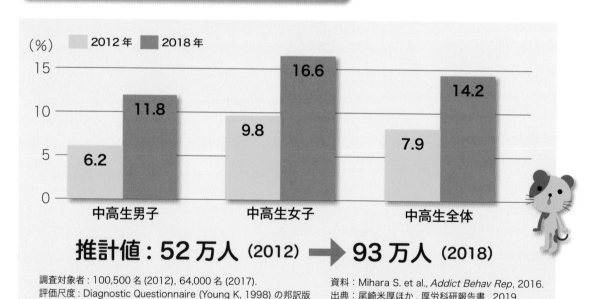

調査対象者：100,500名（2012）, 64,000名（2017）.
評価尺度：Diagnostic Questionnaire（Young K, 1998）の邦訳版
資料：Mihara S. et al., *Addict Behav Rep*, 2016.
出典：尾崎米厚ほか. 厚労科研報告書, 2019.

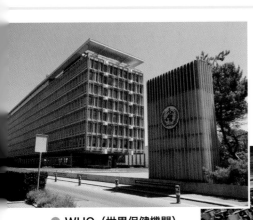

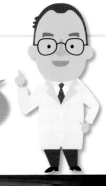

「ゲーム障害」は病気と認定され、2022年1月から国際疾病分類として発効しました。

● WHO（世界保健機関）
　本部　（写真：iStock）

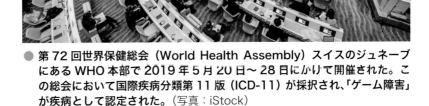

● 第72回世界保健総会（World Health Assembly）スイスのジュネーブにあるWHO本部で2019年5月20日〜28日にかけて開催された。この総会において国際疾病分類第11版（ICD-11）が採択され、「ゲーム障害」が疾病として認定された。（写真：iStock）

スマホの普及率やコロナの行動制限の影響から2023年の今なら、中高生のネット依存はさらに増えているでしょう。

WHOが「ゲーム障害」を病気と認定

　ネット依存のなかでも、特に多く、深刻と考えられるのがゲーム依存です。ゲーム依存になると、インターネットの主にオンラインゲームなどに熱中し、利用時間を自分でコントロールできなくなり、日常生活に支障をきたしてしまいます。

　WHO（世界保健機関）は、2019年5月に開催された第72回世界保健総会において、このゲーム依存を「ゲーム障害（gaming disorder）」と命名し、病気として認定しました。国際疾病分類の改訂第11版（ICD-11: International Classification of Diseases 11th Revision）の第6章「精神、行動、神経発達の疾患」の項に、新たに「ゲーム障害」が精神疾患として追加承認されたのです。

　久里浜医療センターでは、2011年にネット依存外来を設けて以来、ネット・ゲーム依存が治療を要する病気であることをWHOに働きかけてきました。その努力がようやく実を結び、世界中の医師が使う国際疾病分類に、正式に病名として記載されたのです。

　ICD-11は2022年1月1日にWHOで発効しました。日本でも正式に採用されるでしょう。病気として認定されたgaming disorderは日本語では「ゲーム行動症」と訳される予定です。

　この本では、以降「ゲーム障害」に当たる用語は「ゲーム行動症」に、そして正しくは「行動嗜癖」というべきゲーム依存は、一般向けの本なので「嗜癖」を使わず「依存」をそのまま使用します。

3

■ ネット依存の約9割が ゲーム障害（ゲーム行動症）

　ネット依存のうち、問題とされるゲーム障害（ゲーム行動症）の患者数がどれくらいになるのか、正確にはわかりません。2016〜18年に、久里浜医療センターのネット依存専門外来を受診した人を調べた結果、そのなかの約90％（217人中の189人）がゲーム行動症でした（図2）。治療が必要とされるネット依存の患者の約9割は、ゲーム行動症と考えられるのです。

　図を見ると、ゲーム行動症は若者に多いことがわかります。性別では男性が多く（90.5％）、受診者の平均年齢は18.2歳、学生が多く、ネット使用開始年齢はおよそ10.9歳です。オンラインゲームの使用開始年齢は13.4歳で、中学生から始めています。ネットに接続しないオフラインのゲームの使用開始年齢は7.3歳と早くなります。

■ 若者はどのくらいゲームを しているか

　2019年に実施された若者のゲーム行動に関する全国調査の結果があります（図3）。無作為抽出の10〜29歳の男女5,096名に、平日と休日に何時間くらいゲームをしているか、アンケート調査をしたものです。これによれば、平日でも1日6時間以上ゲームをやり続ける若者が、男性では3.7％、女性でも1.6％存在します。休日ともなれば1日6時間以上ゲームをやり続ける若者は、さらに増えます。これらの若者は、ゲームをやめられない、ゲームに「依存」してしまう「ゲーム行動症」予備群といえるでしょう。

　図4は、平日1日のゲーム時間と問題行動との関係を示したものです。平日に6時間以上ゲームをする若者のうち、50.4％に昼夜逆転の傾向が見られ、29.8％に学業成績や仕事のパフォーマンス低下が見られま

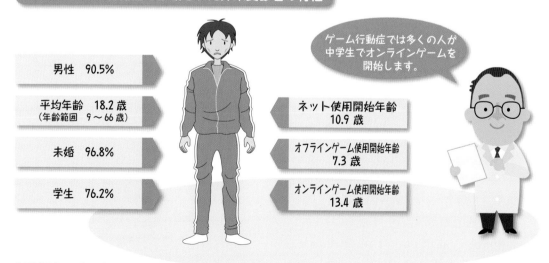

図2 ● ゲーム行動症と診断された外来受診者の特性

男性　90.5%

平均年齢　18.2歳
（年齢範囲 9〜66歳）

未婚　96.8%

学生　76.2%

ネット使用開始年齢
10.9歳

オフラインゲーム使用開始年齢
7.3歳

オンラインゲーム使用開始年齢
13.4歳

ゲーム行動症では多くの人が中学生でオンラインゲームを開始します。

久里浜医療センター（2016.11-2018.8）（N=189）　出典：Higuchi S. et al., *J Behav Addict*, 2021.

1日に6時間以上
ゲームするなら
「ゲーム行動症」予備群かも。

図3 ● 平日・休日のゲーム時間の分布

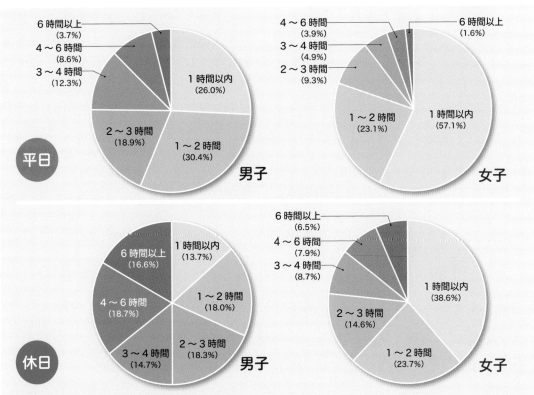

平日

男子
- 1時間以内（26.0%）
- 1～2時間（30.4%）
- 2～3時間（18.9%）
- 3～4時間（12.3%）
- 4～6時間（8.6%）
- 6時間以上（3.7%）

女子
- 1時間以内（57.1%）
- 1～2時間（23.1%）
- 2～3時間（9.3%）
- 3～4時間（4.9%）
- 4～6時間（3.9%）
- 6時間以上（1.6%）

休日

男子
- 1時間以内（13.7%）
- 1～2時間（18.0%）
- 2～3時間（18.3%）
- 3～4時間（14.7%）
- 4～6時間（18.7%）
- 6時間以上（16.6%）

女子
- 1時間以内（38.6%）
- 1～2時間（23.7%）
- 2～3時間（14.6%）
- 3～4時間（8.7%）
- 4～6時間（7.9%）
- 6時間以上（6.5%）

すべてのデータは性・年齢で補正。平日、男性 (N=2,384) 女性 (N=2,013)。休日、男性 (N=2,383) 女性 (N=2,010)。出典：Higuchi S. et al., Unpublished data.

図4 ● 平日1日のゲーム時間と問題行動との関係

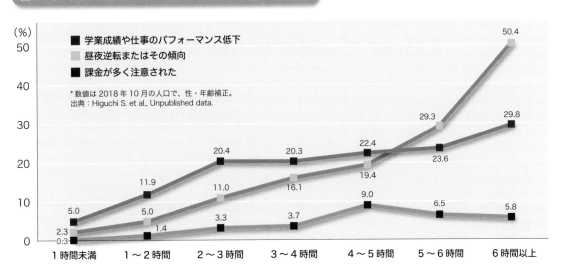

（%）

- ■ 学業成績や仕事のパフォーマンス低下
- ▨ 昼夜逆転またはその傾向
- ■ 課金が多く注意された

* 数値は 2018年10月の人口で、性・年齢補正。
出典：Higuchi S. et al., Unpublished data.

	1時間未満	1～2時間	2～3時間	3～4時間	4～5時間	5～6時間	6時間以上
学業成績や仕事のパフォーマンス低下	5.0	11.9	20.4	20.3	22.4	23.6	29.8
昼夜逆転またはその傾向	2.3	5.0	11.0	16.1	19.4	29.3	50.4
課金が多く注意された	0.3	1.4	3.3	3.7	9.0	6.5	5.8

5

した。

これらのデータを見れば、あなたのお子さんがゲーム依存なのか、あるいは予備群なのかどうか、心配になってくると思います。それを調べる2つのテストがあります。久里浜医療センターのゲームズテスト（GAMES test）とインターネットゲーム障害かどうかを調べる「IGDT-10」です。

質問に答える形の簡単なテストで、ゲーム依存の可能性を自分で判断できます。1日6時間以上ゲームを続ける人はIGDT-10のテストではゲーム依存の可能性が高いと判断されると思います。p.10〜13に掲載していますので、あなたの家族やあなた自身もぜひやってみてください。

■ ゲーム障害（ゲーム行動症）の定義と問題行動

「ゲーム障害（ゲーム行動症）」とは、具体的にはどういう状態をいうのでしょうか。ICD-11の「ゲーム障害」の定義によれば、次のようになります。

ゲーム行動症は、日常生活上のさまざまな問題行動を引き起こします。朝起きられない、欠席・欠勤、昼夜逆転する、ひきこもり、学業成績の低下など、どんな問題行動が現れてくるか、図5にまとめました。久里浜医療センターを受診した患者のなかで、受診前6ヵ月のうち問題行動が3ヵ月以上続いた者の割合を示しています。

図を見ると、学業成績・仕事のパフォーマンス低下が56.6％、欠席・欠勤が50.8％、ひきこもりが30.9％、家族への暴力が29.7％、過剰な課金も13.2％ありました。実態はかなり深刻です。

■ ゲーム行動症の患者の脳に異常な反応

ゲーム行動症は、なぜこのような問題行動を引き起こすのでしょうか。それは脳に異変が起きているからです。

私たちの行動は、脳の前頭前野と大脳辺縁系によってコントロールされています。前頭前野は主に「理性」をつかさどり、大

ICD-11 によるゲーム障害の定義

臨床的特徴
- ゲームのコントロールができない。
- 他の生活上の関心事や日常の活動よりゲームを選ぶほど、ゲームを優先させる。
- 問題が起きているのにゲームを続ける、または、さらにエスカレートさせる。

機能的障害
- ゲーム行動パターンは重症で、個人、

家族、社会、教育、職業やほかの重要な機能分野において、著しい障害を引き起こしている。

期間
- 上記の4項目が、12ヵ月以上続く場合にゲーム障害と診断する。しかし、4症状が存在し、しかも重症である場合には、12ヵ月より短くても診断可能。

図5 ● ゲーム行動症にともなうさまざまな問題の出現率

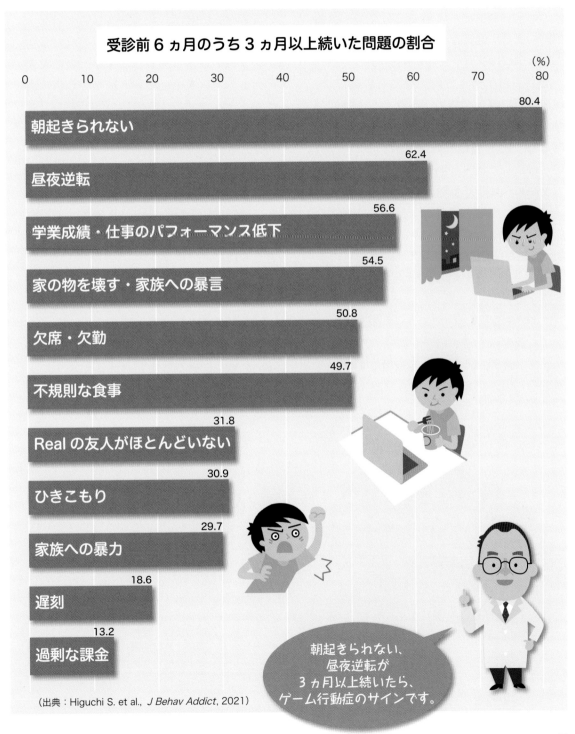

受診前6ヵ月のうち3ヵ月以上続いた問題の割合

(%)

	割合
朝起きられない	80.4
昼夜逆転	62.4
学業成績・仕事のパフォーマンス低下	56.6
家の物を壊す・家族への暴言	54.5
欠席・欠勤	50.8
不規則な食事	49.7
Realの友人がほとんどいない	31.8
ひきこもり	30.9
家族への暴力	29.7
遅刻	18.6
過剰な課金	13.2

（出典：Higuchi S. et al., *J Behav Addict*, 2021）

朝起きられない、
昼夜逆転が
3ヵ月以上続いたら、
ゲーム行動症のサインです。

脳辺縁系は「本能」や「感情」をつかさどっています。大脳辺縁系は脳の深部に位置し、よく「古い脳」といわれる部分です。前頭前野の働きが健常者の脳のように正常なら、問題行動にはブレーキがかかります。

ところがゲーム行動症の患者の脳では、前頭前野の部分に体積が小さくなる萎縮が見られます（図6）。前頭前野の働きが悪くなると、大脳辺縁系の「本能」や「感情」が「理性」に優り、問題を起こしてもゲームをやめられなくなります。

ゲーム行動症の患者に、ゲームの画像や広告を見せると脳に異常な反応が起こるのを、fMRI（機能的核磁気共鳴画像法）のようなコンピュータ画像診断装置で実際に観察できます。

この異常な反応は、アルコール依存やギャンブル依存の患者の脳でも同じように見られます（図7、図8）。反応を起こすのは前頭葉や行動の意思決定に関わる線条体とい

う部分です。アルコール依存ではウイスキーの広告を見ただけで「飲みたい」という強い反応が脳に現れます。ゲーム依存ではゲームの広告を見ただけで「ゲームをしたい」という強い欲求に襲われます。その欲求を抑えきれず、次第にゲーム依存から抜け出せなくなるのです（詳しくは第2章参照）。

こうした依存状態が続くと、「理性」をつかさどる前頭前野の働きがますます低下し、ゲームに対する欲求がさらにエスカレートするという悪循環に陥ります。特に未成年者では、前頭前野の機能が十分に発達していないため、ゲーム依存が起こりやすいと考えられます。

■ ゲーム依存は「脳の病気」

WHOがゲーム障害（ゲーム行動症）を新しい精神的疾患の1つとして認定したのは、ゲームに少し熱中し過ぎるというようなレベルではなく、それがまぎれもない「脳

図6 ● ゲーム行動症の患者の脳の形態

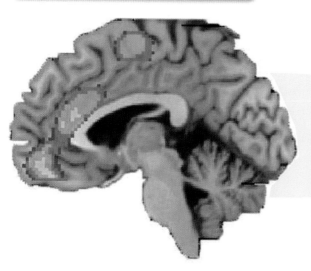

前頭前野が萎縮したら自分の行動にブレーキをかけられなくなるね。

前頭葉の前頭前野や前帯状回に、脳細胞が減少してしまう萎縮（青い部分）が見られる。前頭前野は「理性」をつかさどる部分で、萎縮すれば問題行動に歯止めが効かなくなる。前帯状回は前頭前野の動機づけを高める働きがある。

（出典：Yao et al., *Neurosci Biobehav.*, 2017）

の病気」であると認めたからにほかなりません。

　病気であれば「原因」を調べて、「診断」し、「治療」することが必要となります。そして、病気なのですから「治療」をすれば、治癒し、健康を回復することが可能です。

　スマホやタブレットの普及とネット環境の進歩で、ゲーム依存は特に青少年に広がりやすい状況にあります。ゲーム依存をこれ以上蔓延させないように、これからこの本でゲーム依存の実態や対策、治療法を学んでいきましょう。

図7 ● アルコール依存患者の脳

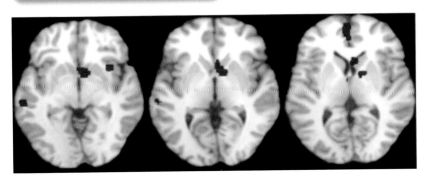

ウイスキーなどの広告を見せたときのアルコール依存患者の脳の fMRI 画像。赤い部分が活性化されている。これは前頭葉や線条体と呼ばれる部分で行動の意思決定に関わっている。

（出典：Schacht J.P. et al., *Addict Biol.*, 2013）

ゲームの広告を見ただけで、強い欲求に襲われることがわかる。

図8 ● ゲーム依存患者の脳

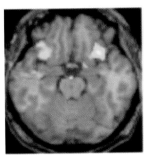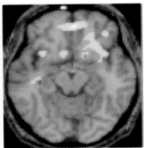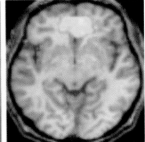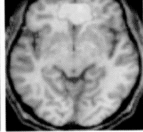

ゲームの広告などを見せたときのゲーム依存患者の脳の fMRI 画像。黄色い部分が活性化されている。アルコール依存の脳と同じで、前頭葉や線条体という部分に反応が現れ、ゲームをしたいという強い欲求に襲われている。

（出典：Ko C.H. et al., *J Psychiatr Res.*, 2009）

ゲームズテスト (GAMES test)

■ ゲーム依存かどうかがわかる スクリーニングテスト

　あなたのお子さん、あるいはあなた自身がゲーム依存かどうかがわかる、比較的簡単なテストを紹介します。9項目の質問から成るテストです（右ページ）。

　ゲームズテストは、ICD-11に「ゲーム障害（ゲーム行動症）」の定義が導入されたことをきっかけに、久里浜医療センターが開発したゲーム依存の可能性を調べるスクリーニングテストです。同センターのホームページでも公開されています。

　このテストは、日本の一般の若い世代でのゲーム行動症の有病率を推定することを目的として作成されました。テストの信頼性は高く、感度、特異度ともに98％でした。感度は、病気である（陽性）と判定された人の中で実際に病気だった人の割合で、特異度は、病気でない（陰性）と判定された人の中で実際に病気でなかった人の割合です。両方の割合が高いほどテストの信頼性は高くなります。

　実際に、このテストを使って、日本の若い人口のゲーム行動症推定有病率を調べたところ、男女合わせた平均値で5.1％でした。この数値は、世界中で調べられた若者のゲーム行動症の推定有病率とほぼ合致するそうです。

　あなたやお子さんがゲーム依存かどうかを知るために、まずはテストをやってみてください。

テストの 採点方法と判定

質問の1〜8までで「はい」と答えた場合は1点、「いいえ」と答えた場合は0点。質問9は、「2時間未満」は0点、「2時間以上、6時間未満」は1点、「6時間以上」は2点です。各質問の回答の数字を合計し、5点以上の場合は、ICD-11による「ゲーム障害（ゲーム行動症）」が疑われます。

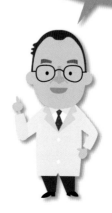

ゲームズテストは信頼性の高いテストです。ゲーム依存かどうか心配な人には、まずこのテストをおすすめします。

ゲームズテスト（GAMES test）

過去12ヵ月について、以下の質問のそれぞれに、「はい」「いいえ」の
うち当てはまるほうに ◯ をつけてください。最後の質問については、
もっとも当てはまる回答を1つ選んでください。なお、ここでいうゲー
ムとは、スマホ、ゲーム機、パソコンなどで行うゲームのことです。

1. ゲームを止めなければいけないときに、しばしばゲームを止められませんでし
   たか。

   はい　　　　　　　いいえ

2. ゲームをする前に意図していたより、しばしばゲーム時間が延びましたか。

   はい　　　　　　　いいえ

3. ゲームのために、スポーツ、趣味、友達や親せきと会うなどといった大切な活
   動に対する興味が著しく下がったと思いますか。

   はい　　　　　　　いいえ

4. 日々の生活で一番大切なのはゲームですか。

   はい　　　　　　　いいえ

5. ゲームのために、学業成績や仕事のパフォーマンスが低下しましたか。

   はい　　　　　　　いいえ

6. ゲームのために、昼夜逆転またはその傾向がありましたか（過去12ヵ月で30
   日以上）

   はい　　　　　　　いいえ

7. ゲームのために、学業に悪影響がでたり、仕事を危うくしたり失ったりしても、
   ゲームを続けましたか。

   はい　　　　　　　いいえ

8. ゲームにより、睡眠障害（朝起きられない、眠れない）や憂うつ、不安などといっ
   た心の問題が起きていても、ゲームを続けましたか。

   はい　　　　　　　いいえ

9. 平日、ゲームを1日にだいたい何時間していますか。

   2時間未満　　　　2時間以上、6時間未満　　　　6時間以上

11

インターネットゲーム障害テスト

■ ゲーム障害がわかるテスト IGDT-10

インターネットゲーム障害かどうかがわかるスクリーニングテストです。インターネットゲームにどれだけのめり込んでいるかを調べる10問からなる質問票、IGDT-10です（右ページ）。

IGDT-10とは、Ten-Item Internet Gaming Disorder Test（10問インターネットゲーム障害テスト）のこと。このテストは、米国精神医学会が出版している精神疾患の世界的な診断基準「精神疾患の診断・統計マニュアルDSM（Diagnostic and Statistical Manual of Mental Disorders）」の第5版（DSM-5）に記載された、今後の研究のための病態「インターネットゲーム障害」にもとづいてつくられています。テ

ストの内容は久里浜医療センターが日本語に翻訳したものを使っています。

WHOのICD-11に病名が記載されたように、次のDSMの第6版（DSM-6）には正式に病名として追加されるだろうと考えられています。

テストでは、ゲームに対して過去12ヵ月間、自分自身がどのように対応してきたかを答えます。ゲームとはオンラインやオフラインを含めたすべてのビデオゲームのことです。

質問に対する回答は、「まったくなかった」（0点）「ときどきあった」（1点）「よくあった」（1点）の3つから選んで答えます。回答の結果、点数が高いほどゲームに依存する傾向が強いことになります。

5点以上で、DSM-5の「インターネットゲーム障害」が疑われます。

テストの 採点方法と評価

DSM-5の診断項目の評価のためには、以下のように各項目の回答を2つに分けて採点します。「まったくなかった」の回答は基準を満たさないと評価され0点、「よくあった」と「ときどきあった」は基準を満たすと評価され1点です。

＊質問9と10は同じ診断項目を2つに分けて聞いています。すなわち、質問9または10のどちらか、または両方が「よくあった」場合に、1点となります。

評価：5つ以上の診断項目が満たされる場合（5点以上）、DSM-5の「インターネットゲーム障害」が疑われます。

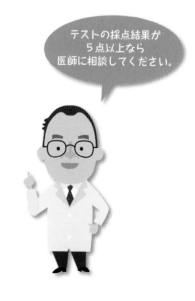

テストの採点結果が5点以上なら医師に相談してください。

IGDT-10

次の質問に「まったくなかった」「ときどきあった」「よくあった」のどれがあてはまるかを選んで ☑ をつけてください。

まったくなかった　ときどきあった　よくあった

☐ ☐ ☐　1. ゲームをしていないときにどれくらい頻繁に、ゲームのことを空想したり、以前にしたゲームのことを考えたり、次にするゲームのことを思ったりすることがありましたか。

☐ ☐ ☐　2. ゲームがまったくできなかったり、いつもよりゲーム時間が短かったとき、どれくらい頻繁にソワソワしたり、イライラしたり、不安になったり、悲しい気持ちになりましたか。

☐ ☐ ☐　3. 過去12ヵ月間で、十分ゲームをしたと感じるために、もっと頻繁に、またはもっと長い時間ゲームをする必要があると感じたことがありますか。

☐ ☐ ☐　4. 過去12ヵ月間で、ゲームをする時間を減らそうとしたが、うまくいかなかったことがありますか。

☐ ☐ ☐　5. 過去12ヵ月間で、友人に会ったり、以前に楽しんでいた趣味や遊びをすることよりも、ゲームの方を選んだことがありますか。

☐ ☐ ☐　6. 何らかの問題が生じているにもかかわらず、長時間ゲームをしたことがありますか。問題とは、たとえば睡眠不足、学校での勉強や職場での仕事がはかどらない、家族や友人と口論する、するべき大切なことをしなかった、などです。

☐ ☐ ☐　7. 自分がどれくらいゲームをしていたかについて、家族、友人、またはほかの大切な人にバレないようにしようとしたり、ゲームについてそのような人たちに嘘をついたことがありますか。

☐ ☐ ☐　8. 嫌な気持ちを晴らすためにゲームをしたことがありますか。嫌な気持ちとは、たとえば無力に感じたり、罪の意識を感じたり、不安になったりすることです。

☐ ☐ ☐　9. ゲームのために大切な人間関係をあやうくしたり、失ったことがありますか。

☐ ☐ ☐　10. 過去12ヵ月間で、ゲームのために学校での勉強や職場での仕事がうまくできなかったことがありますか。

13

目次

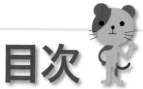

第4章　ゲーム依存患者の現実とどう向き合うか

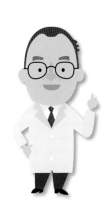

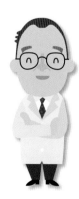

第 1 章

なぜ
ネットゲームに
はまってしまうのか

オンラインゲームの「罠」

■ 戦争ゲームは本能を
刺激する

　ゲーム障害（ゲーム行動症）は、WHOによって国際疾病分類の改訂11版（ICD-11）に治療の必要な疾患として認定されました。ゲームに熱中することが、なぜ病気とされるほど深刻となってしまったのか、その要因をまずゲームの側から見てみましょう。病気の誘因となる要素は、ゲームの内容やその巧妙な仕組みにもあります。

　「依存」を起こしやすい主なゲームは、ネット上のオンラインゲームです。その世界は、近年、急速に進化しています。

　代表的なオンラインゲームである戦争ゲームは、1人で敵を銃撃する単純なシューティングゲームから、ネットで知り合った仲間とチーム同士で相手の基地を攻撃し合う、より複雑で戦略的な戦争ゲームへと発展しています。

　どんなゲームなのか、未経験な方にはその魅力がわかりにくいでしょうから、その刺激的な世界をのぞいてみましょう。

　5種類のゲームを次に紹介します（**図1**）。

　シューティングゲームのFPS（First person shooting game）、個人またはチームで争う戦闘ゲームのバトルロイヤル（Battle royal game）、大規模な多人数参加型のオンライン冒険ゲームMMORPG（Massively multiplayer online role-playing game）、1人のプレイヤーが多数のキャラクターを指揮する戦略ゲームRTS（Real-time strategy）、RTSのバリエーションで多人数が参加する対戦ゲームMOBA（Multiplayer on-line battle arena）です。

　これらの戦争ゲームは映像のリアルさ、効果的な音響、サスペンス（緊張）の持続、ある種の爽快感（敵を倒したときなど）など、臨場感にあふれ、ゲームのおもしろさを満喫できるようになっています。

　実際の戦争はどうなのでしょうか。2022年2月24日にロシアがウクライナに侵攻し、ウクライナ戦争が始まりました。戦争開始とともに、リアルな戦場シーン、戦闘シーンなどが世界中に配信されるようになり、同年9月、ウクライナの反攻が激化し、東部戦線で、ウクライナ軍がロシア軍を撃退する戦闘シーンが放映されました。1人のウクライナ兵の視点で、画面中央の自動小銃から弾丸が発射され、「シューティングゲーム」そっくりのシーンが展開します。仲間のウクライナ兵が銃を撃ちながら前方へ走り、その先に、ロシア軍の軍用車両がひっくり返っているのが映ります。

　そして最後に、2人のロシア兵が射殺されたというテロップが出ます。

　短い映像ですが、戦争ゲームを見た目からすると、これが本物の戦争なのか、ゲームのなかの戦争なのか、すぐには見分けがつかないという、一種奇妙な感覚に襲われます。

　実際にゲーム障害に陥った高校生の母親の話によると、深夜、奇声を発しながら戦争ゲームに興じている息子を見て、恐怖を覚えたといいます。本当の戦争の悲惨さを知らないまま、人を殺すことに感覚的に慣れてしまうのではないか、という恐怖の入り混じった不安です。その後、医師の治療

図1 ● 戦争ゲームの種類

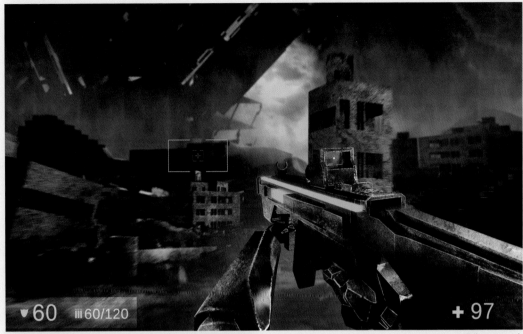

（画像：iStock）

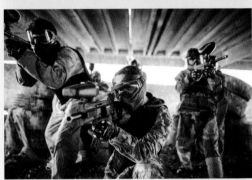

（画像：iStock）

▲ バトルロイヤル（Battle royal game）

個人またはチームが生き残りをかけて戦う。50〜100人規模のプレイヤーが同じフィールドに降り立ち、最後の1人あるいは1チームになるまで戦う対戦ゲーム。フィールドにランダムに置かれた物資を使って戦いを有利に進める。
（PUBG、フォートナイト、荒野行動、APEXなど）

MMORPG（Massively multiplayer online role-playing game）

大規模の多人数同時参加型オンラインRPG。戦士や魔法使いの役割をしながら、仮想世界を冒険するゲーム。敵を倒して成長ポイントを獲得し、ゲーム内通貨で武器などを購入する。他の参加者とチームを組んで戦う。（ドラクエ10、FF14、アーキエイジなど）

▲ FPS（First person shooting game）

1人の視点の銃撃戦ゲーム。画面にはプレイヤーの腕と武器が表示される。拳銃やライフルを構えた視点でゲームし、まるで戦場にいるかのような臨場感がある。素早い動作、反射神経が必要で、男児が好む傾向がある。ヘッドフォンを装着すると、背後の兵士の足音や重要な情報が聞こえ、音が第二の目の役割をする。似たゲームに、3人称視点のTPS（Third person shooting game）があり、こちらは自分の操作するキャラクターの後方からの視点でゲームする。

RTS（Real-time strategy）

1人のプレイヤーがリアルタイムで多数のキャラクターを指揮する戦略ゲーム。プレイヤーが命令を与え、数多くの駒を操作し、敵を倒していくゲーム。
（クラッシュロワイヤルなど）

MOBA（Multiplayer online battle arena）

アリーナは競技場のこと。RTSのサブジャンル。多人数が参加するオンラインの対戦ゲーム。プレイヤーは5対5、3対3に分かれ、敵チームの本拠地の破壊を目指す。
（Dota2、リーグオブレジェンド、コンパスなど）

戦争ゲームってすごくリアルだね。

を受け、ゲーム以外のさまざまな体験を経て、幸いこの高校生はゲーム障害から立ち直ったそうです。

戦争ゲームは、人間の根源的な「闘争本能」を刺激するため、とくに男児がはまりやすいゲームです。臨場感、刺激性などゲームに引き込まれる要因は確かにゲーム自体のおもしろさにもありますが、しかし、ゲームにはまる要因で重要なのは、そのことだけではありません。

■オンラインゲームの特徴こそが「罠」

オンラインゲームの特徴は、ゲームをすることで、達成感、責任感と連帯感が得られ、アイデンティティ（自己同一性、自己の存在証明）の確立、人間関係を得やすいなどのメリットがあることです。

オンラインゲームでは、自分だけが途中で抜けたり、寝てしまったりするとチームのメンバーに迷惑がかかるため、「責任感と連帯感」が生まれます。

ゲームをやればやるほど習熟し、確実に強くなって自分の地位も上がり、周りから評価され「達成感」が得られます。

「アイデンティティの確立」は、自分という存在が他者から認められることであり、若者にとって何より大切なことでしょう。ゲームのなかで、チームメイトを助け、勝利に導いたりすれば、英雄になり、高い地位が得られます。みんなから自分という存在が認められるのです。

日常生活のなかでは人間関係がうまくいかなくても、ゲームのなかでは、自分を現実よりも肯定的に見せることができ、「人間関係を得やすい」のです。相手が嫌ならその関係を簡単に切れることもメリットです。

現実はコントロールできないが、ゲームの世界は自分でコントロールできる、そこにはまるのです。たかがゲームではなく、リアルの世界ではできない、あるいはしない自己表現が可能であり、バーチャル（仮想現実）の世界ではこれまで経験したことがないほど自分が生き生きとしているのが実感できます。アバター（自分自身の分身であるキャラクター）を使った自己表現や疑似体験を通じて、現実の自分よりゲームのなかでの自分こそ本当の自分だと思えるのです。

ゲームで遊んでいるというより、ゲームのなかで自らの人生を「生きている」のであり、それこそがオンラインゲームの「罠」であり、「落とし穴」です。

現実からの逃避にすぎないことも、倒錯した世界であることも間違いないのですが、一度「穴」に落ち、深みにはまってしまうと、ゲームの世界から抜け出すことは、容易ではありません。

■ゲームは5つの欲求を満たす

オンラインゲームにはまる理由を別の見方からいうと、人間のもつ基本的な5つの欲求を満たすからだといえます。人から「必要とされたい＝ Be called」、「自分をさらけ出したい＝ Confess」、人と「つながりたい＝ Connect」、人と「話したい＝ Communicate」、「勝ちたい＝ Conquer」の5つです。

これらの欲求は、ゲームの特徴である「責任感と連帯感」、「達成感」、「アイデンティティの確立」、「人間関係が得られる」と表裏一体となっています。「必要とされたい」は「責任感と連帯感」に、「達成感」は「勝ちたい」に、「自分をさらけ出したい」は「アイデンティティの確立」に、「話したい」と「つながりたい」は「人間関係が得られる」に、それぞれ対応しているのです（**図2**）。

こうした点から見れば、オンラインゲームが若者たちに必須のアイテムになり得ることが、容易に想像できるのです。

図2 ● ゲームが5つの欲求を満たす

人間には基本的な5つの欲求がある。①「必要とされたい」は責任感と連帯感を感じたいためであり、②「自分をさらけ出したい」はアイデンティティを確立したいためである。③「つながりたい」と④「話したい」は人間関係を得たいためである。⑤「勝ちたい」は何かを成し遂げて達成感を得たいためである。ゲームが、この5つの欲求を満たすと考えられるのだ。

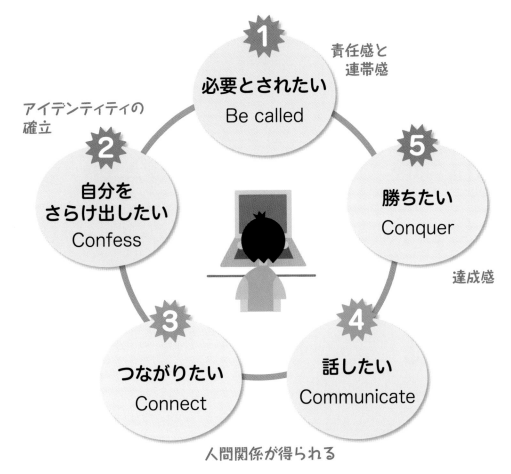

ゲームビジネスの巧妙な仕組み

■ 無料からはじまる 巨額ビジネス

ところで、スマホやiPadのようなモバイルであれ、パソコンであれ、オンラインゲームは、はじめるときは無料です。無料のまま終えることもできます。人気のゲームはたくさんありますが、無料が基本で、どうやったら開発コストに見合う利益が得られるのでしょうか。どのようにしてビジネスとして成り立っているのでしょうか。

巨大なゲーム業界ですから、オンラインゲームでも、当然、利益は得られるし、ビジネスとしても十分に成り立っています。

「Global Games Market Report」によれば、2020年の統計で、世界のゲーム人口は約27億人で、ゲームの支出額は年間約1,593億ドル（約20兆7,000億円、1ドル＝130円換算）です。ものすごく巨大な金額ですが、母数が大きいので1人当たりにすると59ドル（7,670円）です。驚くような支出額ではありません。無料でプレーする人も多数いますから、実際の1人当たりの支出は少額から年間数百万円まで大きく異なります。母数が大きいので、無料と少額（または多額）の課金の組み合わせでもビッグビジネスとして成り立つのです。この仕組みを「フリーミアム」といいます。

■ 「フリーミアム」という仕組み

スマホやパソコンなどのゲームに使われる「フリーミアム（freemium）」とは、基本的に無料で有効利用でき、一部から課金を得る仕組みです。無料の「フリー（free）」と上等な（料金割増し）を意味する「プレミアム（premium）」とを組み合わせた造

図1 ● フリーミアムの仕組み

ゲームビジネスを成功に導くのが「フリーミアム」という巧妙な仕組み。基本は無料のオンラインゲームを多数のユーザーに提供し、その中の一部のヘビーユーザーを課金へと誘い込み、有料ユーザーにするというもの。「フリーミアム」は「フリー」と「プレミアム」を組み合わせた造語。

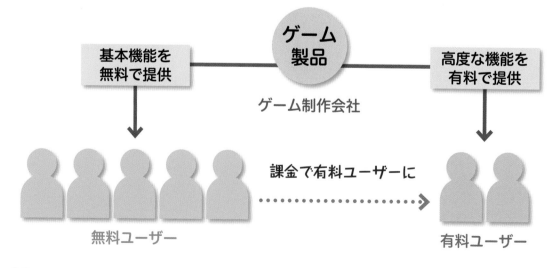

ゲーム製品
ゲーム制作会社

基本機能を無料で提供　　高度な機能を有料で提供

無料ユーザー　　課金で有料ユーザーに　　有料ユーザー

語です。オンライン上では全ユーザーの多くが無課金でも、5％のユーザーが課金すれば成立するとされ（実際に分析したデータがある）、インターネットが浸透した現在、有効なビジネスモデルとして定着しています。先ほどのゲームの支出額を5％の利用者に限ってみると、1人当たりの平均支出額は年間15万3,400円ほどになります。これが実際の数字に近いでしょう。

オンラインゲームは「フリーミアム」のシステムに最適といえるのです（**図1**）。

ゲーム以外では、オンライン会議に使われるコミュニケーションツールのZoomやSlackも「フリーミアム」です。

■「ガチャ」という課金システム

ゲームが巧妙なのは、まずアプリを無料で提供し、より高度なアップグレードで課金するというシステムを用いているところです。例えば戦争ゲームなら、強力な武器

図2 ●「にゃんこ大戦争」の「ガチャ」課金

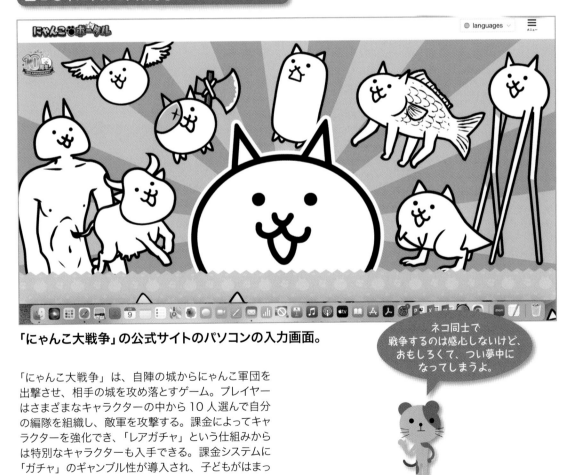

「にゃんこ大戦争」の公式サイトのパソコンの入力画面。

「にゃんこ大戦争」は、自陣の城からにゃんこ軍団を出撃させ、相手の城を攻め落とすゲーム。プレイヤーはさまざまなキャラクターの中から10人選んで自分の編隊を組織し、敵軍を攻撃する。課金によってキャラクターを強化でき、「レアガチャ」という仕組みからは特別なキャラクターも入手できる。課金システムに「ガチャ」のギャンブル性が導入され、子どもがはまって法外な浪費が問題になったこともある。

ネコ同士で戦争するのは感心しないけど、おもしろくて、つい夢中になってしまうよ。

の購入や新しいキャラクター（軍人）の購入などが課金の対象になります。通称「ガチャ」と呼ばれる課金システムです。お金を入れてハンドルを回すと、取り出し口に景品がガチャンと落ちてくる、あの遊びです。「ガチャ」の景品には当たりもハズレもあり、投入金額に見合った商品もあれば安すぎる商品、高額商品もあります。賭けの要素が入っているところも人気の理由です。

オンラインゲームの課金システムにも「ガチャ」と同じような要素があります。購入金額に見合う「モノ」もあれば、「当たり」で欲しくてしかたがなかった希少な「モノ」が手に入る場合もあります。ギャンブル性を加味したほうが、射幸心をあおり、お金を払いたくなるように仕向けられるのです。「ガチャ」課金は、そのギャンブル性ゆえに日本では規制の対象になりましたが、高額

図3 ● 戦争ゲーム「フォートナイト」の課金システム

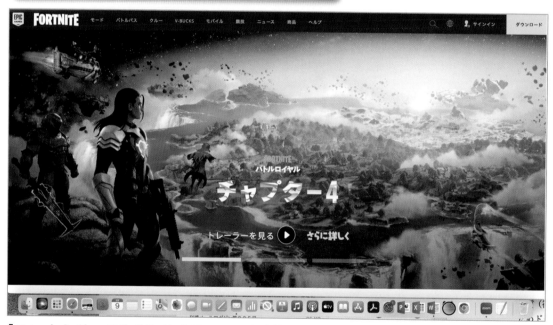

「フォートナイト」の公式サイトのパソコンの入力画面。

「フォートナイト」はバトルロイヤルと呼ばれる戦争ゲームの1つ。最大100人の参加プレイヤーが最後の1人に生き残るまで他のプレイヤーと戦い続ける。自分が選んだキャラクターをスキン（顔、服装、体型などの外観）や武器を買って仕上げる。まずブイバックス（V-Bucks）と呼ばれるゲーム内通貨をクレジットカードや電子マネーで購入し、この通貨を使ってさまざまな装備を買う仕組みになっている。

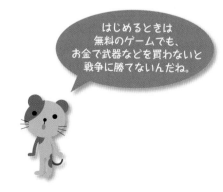

はじめるときは
無料のゲームでも、
お金で武器などを買わないと
戦争に勝てないんだね。

の「ガチャ」をやめたりして、ギャンブル性をうすめながら続いています（**図2**）。

一方では、少額の課金を何度も支払いながらゲームを継続させる仕組みもあります。世界で3億5000万人以上がプレイする大人気の戦争ゲーム「フォートナイト（FORTNITE）」を例にとると、スキンと呼ばれるキャラクターの外観（顔、服装、体型など）や武器がゲーム内通貨（ブイバックス：V-Bucks）で購入できます（**図3**）。自分の分身であるキャラクターを自分好みに仕上げ、強力な武器を持たせて最後の1人に生き残るまで戦わせます。ブイバックスは通貨量に応じて880円～8,800円までクレジットカードや電子マネーで簡単に決済できます。

久里浜医療センターを受診したゲーム障害の患者が一番多くはまっていたゲームの1つがこの「フォートナイト」でした。

オンラインゲームのこうした巧妙な仕組みも、ゲームにはまる要因の1つです。無料のゲームで容易に引き込まれ（キャッチされ）、深みにはまり、依存度が高くなると課金もしてしまう。これもオンラインゲームが「罠」といえる所以です。

■ ゲームには "終わり" がない

ゲームが無料であり、特にスマホのように、いつでもどこでもゲームを楽しめるようになったということは、ゲームに "終わり" がないことを意味します。昔のゲームの概念はもはや通用しません。

スマートフォンは万能小型パソコンであり、スマホがゲームスタイルを変えたといわれます。インターネットの利用者は、今日ではパソコンよりスマホのほうが多くなりました（総務省「通信利用動向調査」2022年）。スマホであれば、使用する場は自宅以外に、学校、職場、移動の車内、イベント会場、ネットカフェなど、まさに「いつでも」「どこでも」ゲームができるのです。

久里浜医療センターでゲーム障害患者におけるデバイスの使用状況を調べたことがあります。それによれば、使用頻度が最も高かったのは、やはりスマートフォンでした。2番目に高いのはゲーム機で、3番目に高いのはタブレット型パソコンでした。

モバイル機器の発達とネット環境の整備が、ゲームに依存しやすい環境を用意しているのです。

はじめは無料のゲームでも、依存が強くなれば、課金もしてしまいます。ゲーム障害の患者のなかには、月に100万円以上の課金をしてしまったケースも見られます。

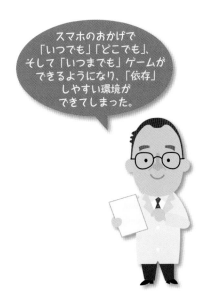

スマホのおかげで「いつでも」「どこでも」、そして「いつまでも」ゲームができるようになり、「依存」しやすい環境ができてしまった。

「依存」の起こるメカニズム

■ ほうびとペナルティ

　なぜゲームにはまってしまうのか、人間の行動の法則や脳の働きから、「依存」のメカニズムを見てみましょう。

　人間の行動には明快な法則があります。「ほうび」と「ペナルティ」の２つによって行動が決められていくのです。

　「オペラント条件付け」という犬を使った有名な実験があります。犬に、鐘を鳴らしてからエサを与えるということを繰り返すと、犬は鐘の音を聞いただけで唾液を分泌するようになるというものです。犬は鐘の音とエサ（ほうび）の関係を「学習」した結果、実際にエサを見なくても唾液を分泌したのです。鐘の音が唾液の分泌という「反射的行動」を引き起こしましたが、人間も

同じです。「学習」と「オペラント条件付け」を組み合わせると、人間においても行動の法則が成り立ちます。どうすれば「ほうび」をもらえるかを学習することで、条件反射的に行動パターンが決まるのです。

　「ほうび」がもらえるように学習することを「正の強化」（行動の強化）といいます。「ほうび」にはおいしい食べ物や楽しい会話、ゲーム体験などさまざまなものがあります。

　他方には、「ペナルティ」があります。不快な刺激や罰則、体罰、食べると体調が悪くなる食事など、こちらもさまざまなものが「ペナルティ」となりますが、人間は不快な思いや肉体的・生理的な痛みも「学習」していくので、これらは「負の強化」（ペナルティを避ける行動の強化）として作用します（図1）。

図1 ● 行動を決める「ほうび」と「ペナルティ」

人間は「ほうび」と「ペナルティ」によって行動が左右されやすい。ゲーム・ネットの世界には「ほうび」がたくさんあり、現実世界にはストレスを生む「ペナルティ」が多いと思えば、当然、ネットの世界へ行きたくなる。

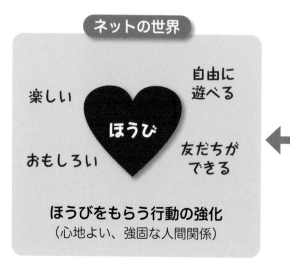

ネットの世界

楽しい　自由に遊べる　ほうび　おもしろい　友だちができる

ほうびをもらう行動の強化
（心地よい、強固な人間関係）

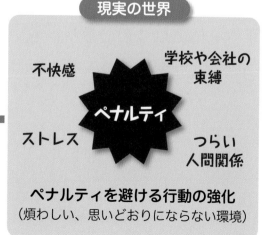

現実の世界

不快感　学校や会社の束縛　ペナルティ　ストレス　つらい人間関係

ペナルティを避ける行動の強化
（煩わしい、思いどおりにならない環境）

■ネットの世界への誘導

　行動の法則を現状にあてはめてみると、ネットの世界にはゲームから得られる「ほうび」があふれています。ゲーム自体の楽しさだけでなく、他者からの尊敬や信頼感、達成感などを感じることができます。

　一方、現実の世界には、学校や職場の人間関係、さまざまな処罰、家庭の問題などストレスを生む「ペナルティ」が多く存在します。ペナルティはできるだけ避けようと考えます。現実の世界にも「ほうび」はたくさんあるのですが、「依存」しやすい人にはそれはなかなか認識されません。

　「ほうび」によって行動は強化され、「ペナルティ」によって行動はマイナスに強化され、法則どおりに現実世界からゲーム・ネットの世界へと誘導されていきます。

　ネットの世界にどっぷり浸っていると、やがて「依存」へと進んでいきますが、その流れを理解するには脳の働きも見ておかなくてはなりません。

■「報酬系」という神経回路

　人間の脳にあるアクセル（本能）とブレーキ（理性）の話は「はじめに」でも触れました。

図2 ● 脳のアクセルとブレーキと「報酬系」

脳には「理性」（ブレーキ）をつかさどる前頭前野と「本能」や「感情」（アクセル）をつかさどる大脳辺縁系があり、両者のバランスによって行動がコントロールされている。そこに「報酬系」という神経回路が介在し、「ほうび」によってさらに行動が左右される。

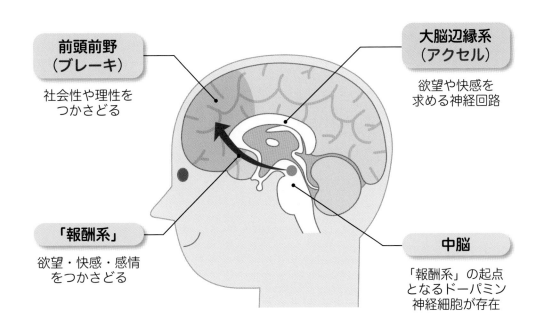

前頭前野（ブレーキ）
社会性や理性をつかさどる

大脳辺縁系（アクセル）
欲望や快感を求める神経回路

「報酬系」
欲望・快感・感情をつかさどる

中脳
「報酬系」の起点となるドーパミン神経細胞が存在

「理性」をつかさどるのが脳の前頭前野であり、「本能」をつかさどるのが大脳辺縁系でした。そして、アクセルの踏みすぎでブレーキの効き目が悪くなると（前頭前野の機能低下）、「依存」状態が引き起こされるのでした。

　ここで重要な鍵となるのが、大脳辺縁系と前頭前野の間に介在する「報酬系」という神経回路です。大脳辺縁系で生じた欲望や感情（刺激）は、「ほうび＝報酬」として報酬系に伝わると、脳の深部（中脳）に存在するドーパミン神経細胞からその名のとおりドーパミンという化学物質（神経伝達物質）が分泌され、その作用で快感や幸福感を感じることができます。そのためドーパミンは「快感物質」とも呼ばれます。ドーパミンは前頭前野にも作用して、ブレーキを外すように働きます（図2）。

　この報酬系という神経回路と、人間の行動の法則から、「依存」というメカニズムがわかってきます。

　「ほうび」が得られると、ドーパミンが分泌され、喜びや快感が実感できます。ところがゲームばかりやっていて、ドーパミンが繰り返し何度も分泌されると、次第に脳（心）の状態が変化していきます。

■「依存」の悪循環

　正常な人はゲームをしていないときは普通の気分でいて、ときどきゲームをすると幸せな気分になります。

　ゲームをやり続けている人はどうなるでしょう。ゲームをやるたびにドーパミンが分泌され、次第に「感度」がにぶり、同じ刺激でも幸福感が低下してくるのです。すると、薄れてきた幸せな気分をもっと強く感じたいと、ますますゲームをやりたくなります。これが「依存」です。

　「依存」になると、ゲームをしていないときは不快な気分が続き、ゲームをやると普通の気分または少しだけ幸せな気分になります。不快な気分は、アルコール依存の人の酒を飲んでいないときの離脱症状と同じです。アルコール依存は「物質依存」ですが、ゲーム依存のような「行動嗜癖」にもイライラやうつ症状、怒りっぽくなるなどの離脱症状が見られます。

　ゲームによる刺激が毎日繰り返されると、ゲームをしていないときのイライラやうつ状態がひどくなり、それから逃れるためにますますゲームにはまるという「依存」の悪循環に陥ってしまいます（図3）。

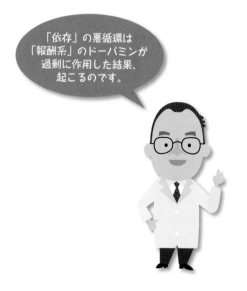

「依存」の悪循環は「報酬系」のドーパミンが過剰に作用した結果、起こるのです。

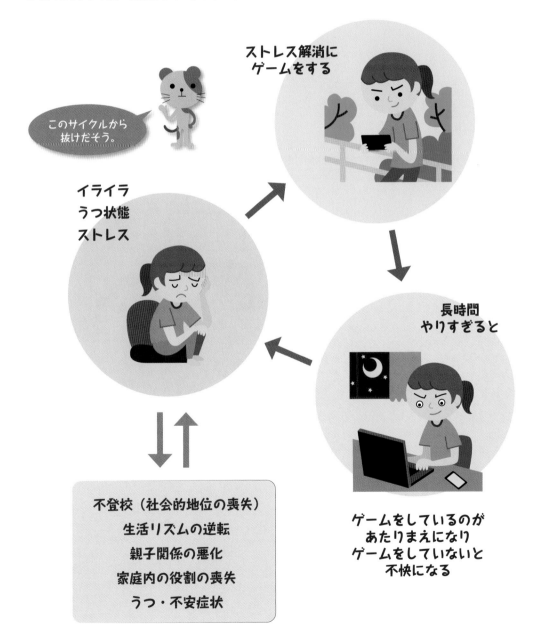

図3 ●「依存」の悪循環

人は不快な気分になったり、イライラしたり、ストレスを感じたりすると、気分転換やストレス解消のためにゲームをする。しかし、ゲームをすることが繰り返されたり、ゲーム時間が長くなったりすると、次第にゲームをするのが習慣になり、ゲームによる刺激が得られないと、不快な気分になったりイライラしたりする。そこで、またゲームに向かう。これがゲーム「依存」の悪循環である。さらに、ゲームを繰り返すことで得られる刺激が弱くなり、より強い刺激を求めて、ますますゲームにはまることになる。

このサイクルから抜けだそう。

ストレス解消に
ゲームをする

イライラ
うつ状態
ストレス

長時間
やりすぎると

不登校（社会的地位の喪失）
生活リズムの逆転
親子関係の悪化
家庭内の役割の喪失
うつ・不安症状

ゲームをしているのが
あたりまえになり
ゲームをしていないと
不快になる

ゲーム依存になりやすい人

■ ゲーム依存になりやすいタイプ

なぜ「依存」するほどゲームにはまってしまうのでしょうか。なにか人のほうに問題があって、同じゲームをしても依存しやすい人や、依存しにくい人がいるのでしょうか。

それがどうやら依存しやすいタイプが存在するようです。ゲーム依存に関する多くの論文から、どういうタイプの人が依存しやすいか、ある程度、わかってきています。

依存しやすいタイプの特徴を、リスク要因として挙げてみます。

- ゲーム時間が長い
- ゲームを肯定する傾向が強い
- ゲームや勝負ごとがもともと好き
- 男性である
- 母子・父子家庭である
- 友人がいない（少ない）
- 衝動性が高い

（出典：三原聡子・樋口進．インターネットゲーム障害の横断的および縦断的疫学的研究．精神医学と臨床神経科学．2017）

図1 ● ゲーム依存になりやすいタイプ

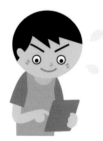

- ゲーム時間が長い
- ゲームを肯定する傾向が強い

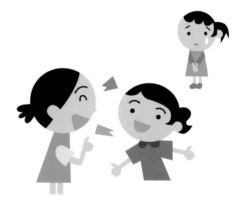

- 友だちがいない（少ない）
- 母子・父子家庭である

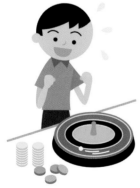

- ゲームや勝負事がもともと好き
- 男性である

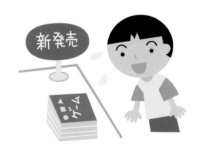

- 衝動性が高い

日常的にゲーム時間が長い人が「依存」になりやすいのは、当然といえば当然でしょうが、ここでのポイントは、ゲーム時間を自分でコントロールできないということです。ヒマを持てあましてゲームに興じているのではなく、もともとゲームが好きで、止められなくて時間が長くなるのです。

お子さんのゲーム時間が長い場合、まず時間を短くする、ゲームの回数を減らすことが、「依存」に移行させないために重要になってきます。

リスク要因が、女性ではなく男性であるということは、戦争ゲームのように人気の高いゲームの性質が関わっていると思われます。

■ 衝動性の高さが重要なポイント

衝動性が高いとは、欲求を我慢して抑えることが苦手で、目の前の報酬（ゲームでも食べ物でも）にすぐに飛びついて欲求を満たそうとする性質のことをいいます。第3章でも説明しますが、発達障害のうちADHD（注意欠如・多動症）の傾向がある子どもは衝動性が強く、ゲーム依存になりやすいことがわかっています。

お子さんの衝動性が高いかどうか、ふだんの行動をよく観察してから判断してみてください。

衝動を抑えて自分の行動をコントロールするのは、「理性の脳」といわれる前頭前野の働きです。「はじめに」でも触れたように、ゲーム依存の患者の脳では、前頭前野の部分が萎縮して、衝動を抑えにくくなるので

はないかと考えられていますが、萎縮の脳機能への影響はまだよくわかっていません。いずれにしても、衝動性の高さは重要なポイントといえます。

■ ゲーム依存になりにくいタイプ

一方、ゲーム依存になりにくい人とはどんなタイプでしょうか。依存への防御要因として、その特徴を挙げてみます。

- 社会的能力が高い
- 自己評価が高い
- 行動の自己コントロールがうまくできている
- 学校のクラス（会社などの組織）にうまく溶け込んでいる
- 学校（会社）が楽しいと感じる

依存しやすい人とは対照的なタイプになります。現実生活が充実していて、自己の能力に自信があり、現実世界に自分の居場所があると感じている人は、ゲーム依存に陥ることはまずありません。

自分の行動がコントロールできているとは、「理性の脳」である前頭前野の働きも正常ということであり、ゲームの時間や使い方をコントロールできることが、ゲーム依存を防ぐうえで重要なのです。

学校や会社が楽しい、つまり現実生活が充実していればゲームに逃避することもないわけなので、現実の世界に友だちをつくるとか、生活のあり方を変えていく努力も必要です。

ゲーム依存の症状と診断

■ ゲーム依存の兆候を見逃さない

お子さんがゲーム依存なのかどうかを、医師に相談する前に判断したいとしたらどうしたらよいのでしょうか。

これまで見てきたように、ゲーム依存に陥った子どもや若者には明らかな特徴があります。ゲームのために生活が昼夜逆転したり、ゲームをしていないときはイライラしたり怒りっぽくなったりします。ゲームをしているときは楽しい気分でいられるし、高揚感も得られるのに、現実世界はちっともおもしろくなく、イラつくか逆にふさぎこんだりして、家族とのコミュニケーションもうまくいかなくなります。

いわゆる「依存」患者の「離脱症状」に似た様子が見られます。

まとめてみると、ゲーム依存には次に示す8つの兆候が見られます。

ゲームをする時間が長くなったり、夜中までゲームをして朝起きられなくなったりします。ゲーム以外に興味がなくなり、ゲームのことを注意したりすると激しく怒ったりします。あげくはゲーム使用時間について嘘をついたりします。

ゲーム依存の8つの兆候

1 ゲームをする時間がかなり長くなった

2 夜中までゲームを続ける

3 朝、起きられない

4 絶えずゲームのことを気にしている

5 ゲーム以外のほかのことに興味を示さない

6 ゲームのことを注意すると激しく怒る

7 ゲームの使用時間や内容などについて嘘をつく

8 ゲームへの課金が多い

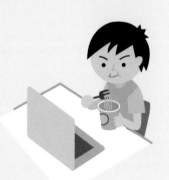

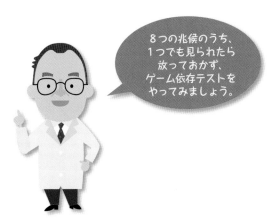

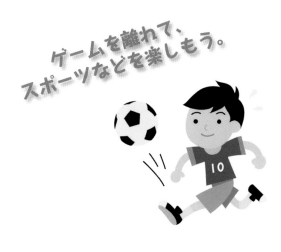

　これらは、「はじめに」で取り上げたゲーム行動症の患者の問題行動と重なります。

　こうした兆候を見逃さず、1つでも兆候が見られたら、「はじめに」で紹介した2つのテスト、ゲームズテスト（GAMES test）とインターネットゲーム障害テストIGDT-10を、お子さんと話し合ってやってみてください。

　ゲームズテストをやってみて、採点結果が5点以上なら、ICD-11による「ゲーム障害（ゲーム行動症）」が疑われます。ゲーム依存のはじまりかもしれず、ゲーム時間を減らすとか対策が必要で、医師など専門家に相談することも考えましょう。

　IGDT-10のテストで、評価が5点以上なら「ゲーム障害」が疑われるのでやはり医師と相談すべきです。

　では、どういう対策をとればよいのでしょうか。まずは1日のゲーム時間を無制限にしないで、上限を決め何時間以内にするとか、「食事中はしない」、「ベッドの中ではしない」などゲームの「禁止時間」を設定するとかして、ゲーム時間をコントロールすることが第一歩です。

　お子さんと相談して、ゲーム時間を減らすようにできればあまり問題はありません。ゲーム時間を減らした分は、読書や音楽鑑賞、健康維持のためのウォーキングやジョギングなどなんでもかまいませんが、少しでもほかに楽しみを見いだすことができればいいのです。家族や友だちと軽いスポーツなどを楽しめたらなおよいでしょう。

■ゲーム依存と診断するには

　お子さんに注意しても一向にゲーム時間が減らないのであれば、いよいよ「ゲーム依存（ゲーム行動症）」という病気を疑わなくてはなりません。

35

「ゲーム依存」と診断するには、通常、医師は以下の4つの症状があるかどうかを確認します。

4つの症状が「12ヵ月以上続く」のが診断の基本ですが、ただし症状が重症であれば12ヵ月以内でも「ゲーム依存」と診断されることがあります。特に小中学生など子どもの場合は12ヵ月間も待っていてはいけません。子どもは、脳の発達が未熟なところもあって（「理性」の前頭前野の未熟）、短期間で重症化しやすい傾向が見られるからです。

前ページのゲーム依存の8つの兆候を見て対策を講じ、改善が見られなければ、ゲーム依存の診断に用いる4つの症状を確認して、ためらうことなく医師に相談することをおすすめします。

第5章のゲーム依存の治療のところでも説明しますが、子どもの場合は、成人より治療が難しくなるためです。

ゲームばかりに熱中するお子さんを見れば、親としては不安にかられると思います。「ゲーム依存」が「依存」という病気であると認定されているのですから、いたずらに不安を抱えたまま悩み続けるのはやめ、医師やカウンセラーなど専門家に相談してみてください。

ゲーム依存（ゲーム行動症）の診断に必要な4症状

1 ゲームをする時間をコントロールできない

2 ほかの生活上の関心事や日常の
活動よりゲームを優先する

3 ゲームによって問題が起きている
にもかかわらずゲームを続ける

4 学業や仕事、家事などの日常生活に著しい支障がある

これら4つの症状が12ヵ月以上続く

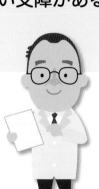

これら4つの症状が見られたら、子どもの場合、12ヵ月間も待っていてはいけません。2、3ヵ月でも専門家に相談しましょう。

第 **2** 章

ゲーム依存の
脳で何が
起こっているか

脳の画像からわかる「依存」

脳機能が画像で可視化される

　ゲーム依存（ゲーム障害）になった人の脳で、どんな「異変」が起こっているのか、脳の画像診断技術の進歩によって、容易にわかるようになってきました。MRI（Magnetic Resonance Imaging：核磁気共鳴画像法）やfMRI（functional MRI：機能的MRI）などが、脳の構造や機能（神経細胞の活動）を可視化してくれるのです。

　MRIは、あらゆる方向からの脳の断面画像を映しだすので、さまざまな部位の萎縮、変性、出血や梗塞などの異変も含め、脳の構造や形態がわかります。

　fMRIは、脳の神経細胞の活動に伴って起こる血流増加や代謝の変化をとらえ、脳の活動の様子を画像化し、可視化します。コンピュータ技術によって画像はカラフルに色分けされ、見た目もわかりやすい。脳トレなどの学習で、脳のどの部位が活性化するかがわかるのは、このfMRIによってです。

ゲーム依存の脳に起こる「異変」

　ゲーム依存患者の脳にどんな変化が現れるのか、見てみましょう。

　「はじめに」で触れたアルコール依存患者とゲーム依存患者の脳のfMRI画像を、右ページに掲載しました（図1、図2）。これはどちらの脳にも、よく似た同じような現象が見られることを示すものです。

　アルコール依存患者では、ウイスキーなど酒の広告を見せただけで、「飲みたい」という強い欲求が生まれ、脳の前頭葉の前部（前頭前野）や線条体という部位が活性化します。線条体は脳の中心部に位置し、運動（行動）の決定と調節に関与しています。前頭前野は行動をコントロールする部位で、行動を開始するか、あるいは抑制するかを判断します。これは「酒を飲む」という行動を起こすときと同じ脳の反応です。

　ゲーム依存患者の脳でも同じような反応が見られます。ゲームの広告を見せただけで「ゲームがしたい」という強い欲求が生まれ、「ゲームをする」という「行動」をするときと同じように、脳の特定部位が興奮し活性化するのです。

　このとき、脳の内部では「報酬系」という神経回路が働いています。線条体や前頭前野を活性化させるのは、報酬系という神経回路であり、報酬系は快感物質ドーパミンを分泌して、ヒトに幸福感や快感を感じさせるように働きます。脳の活性化は報酬系が働いた結果といえるのです。

脳は快感を「期待」して興奮？

　アルコール依存患者もゲーム依存患者も、広告が反応の引き金（Cue）になっています。実際に飲酒したわけでもゲームをしたわけでもありません。つまり、「行動」をしていないのに「行動」したときと同じように、脳が快感を求めて興奮したといえるのです。ゲーム依存でない人に、ゲームの広告を見せても同じような反応はまったく見られません。これは人が「依存」状態にあることを裏づける反応と考えられます。

図1 ● アルコール依存患者の脳

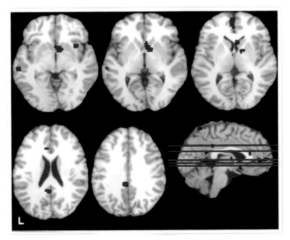

ウイスキーなど酒の広告を見せたときのアルコール依存患者の脳のfMRI画像。広告が「Cue（引き金）」になって、脳の線条体や前頭葉（前頭前野）が活性化している（赤い部分）。「酒を飲む」という行動を起こすときと同じ反応とみられる。

（出典：Schacht J.P. et al., *Addict Biol*. 2013）

図2 ● ゲーム依存患者の脳

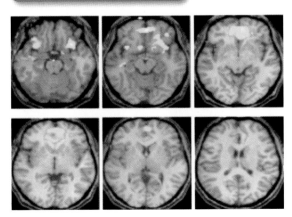

ゲーム依存の子どもに、ゲームの広告を見せたときの脳のfMRI画像。アルコール依存と同じように、線条体や前頭前野が活性化している（黄色い部分）。広告を引き金に「ゲームをする」ときの快感を期待して、脳が「ゲームをしたい」と興奮しているとみられる。

（出典：Ko C.H. et al., *J Psychiatr Res*. 2009）

　なぜ、このような反応が起こるのでしょうか？

　従来、報酬系でドーパミンが分泌されるのは、人が何か目標を達成したときや、何か「ほうび」を得たときと考えられてきました。ところが、実はそうではありませんでした。目標の達成前でも、目標達成のための行動を起こそうとするとき、行動の結果、得られる快感を「期待」してドーパミンが分泌されることがわかったのです。言

い換えれば、行動を促進するかのようにドーパミンが分泌されるのです。

アルコール依存はアルコールに対する「物質依存」ですから、アルコール摂取がドーパミン分泌のきっかけになるはずですが、引用のケースでは、ゲーム依存の「行動依存」と同じように反応しています。どちらも「行動」すれば得られる快感を「期待」してドーパミンが分泌されたのです。

これは「依存」患者に共通する脳の反応と考えられています。

■ 前頭前野の過剰な活性化

「依存」に関する脳画像をさらに見てみましょう。

ゲーム依存の患者について、fMRIの画像を使った研究報告が世界中で増えています。海外の論文では、米国精神医学会によるインターネットゲーム障害（IGD：Internet Gaming Disorder）の患者を対象にした研究が多いのですが、紹介するデータもIGDを調べたものです。

図3は、ゲーム依存患者に、ゲームの画面などを見せ、それをきっかけに脳のどの部分が活性化するかを調べたものです。実際にゲームをしたわけではありません。

やはり注目すべきは、前頭葉の前頭前野の部分でしょう。前頭前野は「理性」の脳といわれ、本来、感情を抑制し行動をコントロールする機能を持ちますが、この部分が報酬系のドーパミンによって興奮し、ゲームをしたときの快感を期待して、ゲームをするという「行動」へ駆り立てるのです。

■ 「依存」で前頭前野が機能低下

一方、図4はゲーム依存患者の脳で、萎縮（神経細胞の減少で脳の体積減少）したと見られる部位を示した画像です。脳の構造的変化を表すものです。前頭前野の萎縮（赤い部分）が見られ、この部分が萎縮すると感情の抑制ができずに行動のコントロールに支障をきたすと考えられます。

前頭前野は、ヒトでは最も発達した部位で、「脳の司令塔」とも呼ばれ、理性的な思考や判断、忍耐にも関わり、意思決定に重要な役割を担っています。

ゲーム依存の患者に見られる特徴の1つである、「衝動性」をコントロールできないのは、前頭前野の機能が低下するためと考えられます。

例えば、目の前に新しいゲームアプリとスマホを提供されると、試験勉強中であれ何か重要な仕事の作業中であれ、我慢できずにゲームをしてしまうというように、衝動を抑えきれなくなるのです。

「依存」と脳の萎縮については「はじめに」でも触れましたが、「依存」が前頭前野の機能低下を進行させ、それがまた「依存」状態をさらに悪化させるという悪循環を起こすことが、脳の構造や脳機能の画像化によって明らかになってきたようです。

前頭前野の過剰な活性化も、後述するようにドーパミン受容体の減少をもたらし、次第に前頭前野が機能低下していくことにつながっていると考えられます。

図3 ● ゲーム依存の脳で活性化する部位

ゲーム依存の患者に、ゲームの画面などを見せ、ゲームへの「Cue（引き金）」を
与えたとき、活性化した脳の部位（色づけ部分）。前頭前野が活性化している。

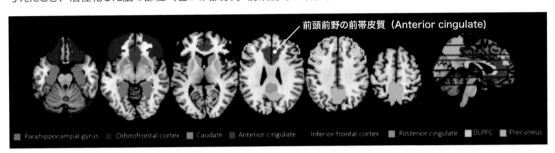

前頭前野の前帯皮質（Anterior cingulate）

Parahippocampal gyrus　Orbitofrontal cortex　Caudate　Anterior cingulate　Inferior frontal cortex　Posterior cingulate　DLPFC　Precuneus

（出典：Weinstein & Lejoyeux, *Dialogues Clin Neurosci.* 2020 ）

図4 ● ゲーム依存の脳で萎縮する部位

ゲーム依存患者の脳で、灰白質（神経細胞の集まり）が減少している部
位（色づけ部分）を示す。脳の萎縮（脳実質の体積減少）という構造
的変化を表している画像。赤い部分が前頭葉の前頭前野で、この部分が
萎縮すると行動コントロールに支障をきたすと考えられる。

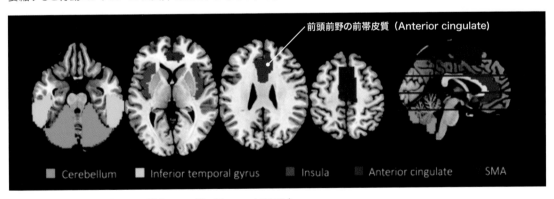

前頭前野の前帯皮質（Anterior cingulate）

Cerebellum　Inferior temporal gyrus　Insula　Anterior cingulate　SMA

（出典：Weinstein & Lejoyeux, *Dialogues Clin Neurosci.* 2020 ）

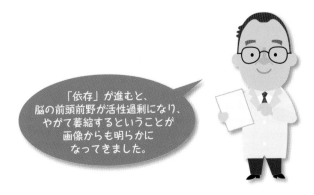

「依存」が進むと、
脳の前頭前野が活性過剰になり、
やがて萎縮するということが
画像からも明らかに
なってきました。

脳の「報酬系」と依存サイクル

■ 前頭前野の萎縮と「依存」

ゲーム依存がなぜ起こるかについて、脳の行動コントロールの仕組みから、「アクセル」役を担う大脳辺縁系（本能）と「ブレーキ」役を担う前頭前野（理性）とのバランスが壊れた状態によって起こる、ということを第1章でも説明しました。

前項の脳画像で見たように、前頭前野が萎縮（細胞数の減少）すれば、機能が低下し、「ブレーキ」の効力は低下します。「アクセル」と「ブレーキ」のバランスが壊れ、「本能」の勝った状態では、ゲームやギャンブルや飲酒などへの欲求が抑えられなくなり「依存」へと進むわけです。

子どもの脳は、まだ前頭葉が未発達なため「ブレーキ」機能が低く、ゲーム依存になりやすいというのも同じことです。

前頭前野の萎縮は、「依存」の進行要因でもあり、結果でもあります。「依存」が進めば、前頭前野の萎縮も進む、萎縮が進めば「依存」も悪化するという、これが「依存」の悪循環、依存サイクルです。

■ 「報酬系」の働きとドーパミン

ゲームの刺激で前頭前野が活性化する様子は、脳画像でも顕著に見られました。

すでに述べたように、大脳辺縁系と前頭前野の間には「報酬系」という神経回路が存在し、快感物質ドーパミンを分泌して、幸福感や満足感を与えるように働きます。

前頭前野の活性化も、ドーパミンの分泌とその受容によって起こります。前頭前野

の神経細胞が持つドーパミン受容体にドーパミンが結合するのです。

報酬系を抜きにして「依存」は説明できません。「依存」をつくりだす鍵となる報酬系について、あらためて詳しく見てみましょう。

図1は報酬系のメカニズムを表したものです。

「報酬系」では、脳の底部、中脳に存在するドーパミン神経細胞から神経伝達物質のドーパミンが分泌され、受け手側の神経細胞にあるドーパミン受容体に結合して、信号が伝わり、その部分が興奮します。

ドーパミン神経細胞は、中脳にある「腹側被蓋野（の黒質）」という部分に存在しています。ドーパミン神経細胞は、普通の神経細胞と異なり、特に長い枝（軸索）を持ち、遠く離れた場所にドーパミンを届けます。線条体や前頭葉の前頭前野まで、長い枝を伸ばし、枝の先からドーパミンを分泌するのです。

■ 快感はどうやって生じる?

では、ドーパミンがもたらす幸福感や快感はどうやって生じるのでしょうか。

ドーパミンは、受け手の細胞に結合し、刺激信号を伝え、受け手の細胞を興奮させます。受け手には側坐核や前頭前野、大脳皮質があり、これらの部位が興奮すると、好悪の感情や強い情動を引き起こします。なかでも側坐核は、情動行動を起こすのに重要な役割をすると考えられています。

おいしいものを食べたとき、好きなゲームをしたとき、仕事で大きな成果を挙げた

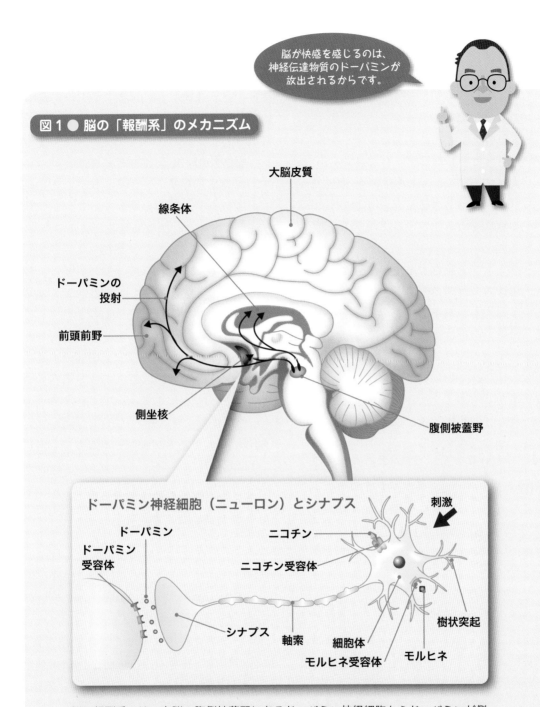

脳が快感を感じるのは、神経伝達物質のドーパミンが放出されるからです。

図1 ● 脳の「報酬系」のメカニズム

大脳皮質

線条体

ドーパミンの投射

前頭前野

側坐核

腹側被蓋野

ドーパミン神経細胞（ニューロン）とシナプス

刺激

ドーパミン

ドーパミン受容体

ニコチン

ニコチン受容体

シナプス

軸索

細胞体

モルヒネ受容体

モルヒネ

樹状突起

脳の報酬系では、中脳の腹側被蓋野にあるドーパミン神経細胞からドーパミンが側坐核や前頭前野に放出されて、快感や幸福感を感じることができる。ドーパミン神経細胞が刺激を受け取ると、軸索の先端にあるシナプスからドーパミンが分泌され、受け手側の細胞のドーパミン受容体に結合することで刺激信号が伝わり、快感が生じる。喫煙も同じメカニズムで、神経細胞のニコチン受容体にニコチンが結合すると、刺激信号が側坐核に伝達され、独特の快感が生じる。薬物も同様で、たとえばモルヒネにも受容体があり、モルヒネが結合すると痛みがとれ、快感が生じる。

ときなどに得られる快感や幸福感は、ドーパミンによって脳内のさまざまな部位に生じる興奮の結果です。

「快感物質」といわれるドーパミンですが、ドーパミンの役割は、単に快感や幸福感をもたらすだけではありません。学習や仕事に対する意欲を引き出す「やる気物質」でもあります。

ドーパミンが分泌されると、集中力や記憶力、注意力、思考力が高まります。認知機能や学習能力が向上し、しかも学習や仕事で「成果」を挙げたことが成功体験として記憶され、ますます「やる気」を高める「よい循環」が生まれます。

報酬系とドーパミンは、ヒトにとっては非常に大切な仕組みなのです。

■ ドーパミンと「依存」

「依存」とドーパミンの関係を理解しやすくするため、モルヒネや喫煙とニコチンの作用についても触れておきましょう。

周知のように、モルヒネは痛みを緩和する鎮痛薬です。前ページの**図1**に見られるように、ドーパミン神経細胞にはモルヒネやニコチンの受容体もあります。モルヒネの鎮痛作用も、ドーパミンを介した脳内麻薬物質によるもので、医療用として鎮痛に使う場合は、常習性はなく、「依存」も起こりません。ただ快感だけを求めて量を増やしていくと依存症になってしまいます。

喫煙の常習性はニコチンによるものです。たばこを吸えば、肺からニコチンが吸収され脳に運ばれて、ドーパミン神経細胞のニコチン受容体に結合し、ドーパミンが大量に放出されます。脳内麻薬物質による強い快感が得られ、依存を強めます。ニコチンはドーパミンだけでなく、ノルアドレナリン（覚醒作用）も分泌させるので、ニコチンが欠乏するとイライラや不快感などの症状が現れます。禁煙は難しく、ニコチン依存症を治すには、医療的処置が必要です。

モルヒネやニコチンは薬物による「物質依存」ですが、これらの「依存」では、脳内でドーパミンに対する感受性が鈍くなる「耐性」ができていることが確認されています。「耐性」ができると、同じ快感を得るために、より多くのドーパミンを必要とするため、依存症患者は取り込む依存物質も増えていくわけです。

この「依存」とドーパミンの「耐性」は、「物質依存」であるアルコール依存でも同じように起こります。

■ ドーパミン受容体の減少から「依存」へ

ゲーム依存は「行動嗜癖」です。特定の行動がドーパミンの分泌を促し、快感を生じさせるため「依存」が形成されてしまいます。これは「物質依存」と同じです。

ゲームをすればドーパミンが放出され、快感が得られます。これを何度も繰り返せば、同じ刺激では快感を得にくくなる「耐性」が、やはり「行動嗜癖」からも出現してきます。

ドーパミンは、神経細胞と神経細胞の結合部、シナプス間隔と呼ばれる狭いすき間に分泌されます。ドーパミン神経細胞から放出されたドーパミンは、受け手の神経細

図2 ● ドーパミン受容体の減少

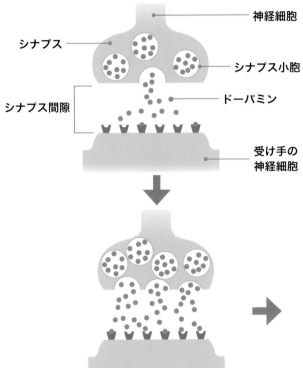

- 神経細胞
- シナプス
- シナプス小胞
- ドーパミン
- シナプス間隙
- 受け手の神経細胞
- ドーパミン受容体が減少

ゲームなどで興奮するとドーパミン神経細胞末端のシナプスから、ドーパミンの分泌がどんどん増えていく。しかし、ゲームなどをやり続けてドーパミンの分泌が過剰になると、ドーパミン受容体が減少し、快感を感じにくくなる。

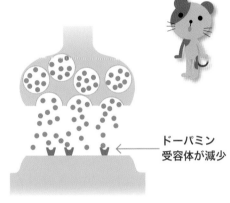

胞のドーパミン受容体に結合し、信号が伝達されて脳が興奮します。

おそらくドーパミンの過剰な分泌が、定常状態を保とうとする生体の防衛反応を喚起し、神経細胞の生理的変化を促し、ドーパミン受容体の感受性が鈍くなる、つまり受容体の数が減少すると考えられるのです。ドーパミン受容体の減少を脳画像で示す研究報告がすでにあります。

ドーパミン受容体が減少すると快感が弱くなるため、強い快感を得ようとさらにゲームの回数を増やしたり、より刺激的なゲームを求めたりするようになります。

これが「依存」です。

■ ドーパミンと精神作用

ゲーム依存では、ドーパミンは快感を得るために側坐核や線条体、前頭前野にも分泌されます。

ゲームの広告を見て大脳辺縁系で生まれた欲求が、腹側被蓋野にあるドーパミン神経細胞を介して前頭前野まで興奮させ、「ゲームをする」という行動を促す現象は、脳画像では前頭前野の活性化として見ることができました。

前頭前野は、行動をするかしないか判断する部位ですから、この部位が何度も活性化されると、「ゲームをすると快感が得られ

る」という情報が大脳皮質に記憶され、ゲームへの依存を強めてしまうと考えられます。ゲームをするたびにドーパミンは分泌されます。実際に手や腕が運動するので、運動機能を調整する線条体にも、前頭前野にも分泌されます。それを繰り返すうちに、実際にゲームをしなくても、「引き金」になる情報（広告）を見ればドーパミンが分泌されてしまうのです。その結果、ゲームをしたくてたまらなくなるのです。

　ゲーム依存でない健常者の脳では、ゲームの広告を見ても前頭前野は興奮しません。この反応の違いは、ゲーム依存の患者の脳にすでに「ゲーム＝快感」という記憶が強く刷り込まれているためといえそうです。

　ちなみに、線条体は運動機能を調整する部位ですが、ドーパミン神経細胞は腹側被蓋野の「黒質」という部分に集まっていて、この黒質が異常たんぱく質の蓄積で傷害されると、パーキンソン病になります。ドーパミンが線条体に分泌されず、患者には手のふるえ（振戦）、筋肉のこわばり（固縮）、歩行困難など特有の運動障害が現れます。

■ドーパミン受容体の減少とASD

　MRI や fMRI、PET（Positron Emission Tomography：陽電子放射断層撮影）使った脳の研究では、精神的障害を抱えた人たちの脳にどんな特徴があるかを解明する研究も進んでいます。

　いわゆる発達障害とゲーム依存については第3章でも説明しますが、ここでは以前はアスペルガー症候群と呼ばれた自閉症ス

ペクトラム障害（ASD：Autism Spectrum Disorder）の研究について紹介します。

　ASD と診断された人の特徴は、視線や表情、ジェスチャー、言葉などを介して他者と交流することが難しいという社会的コミュニケーションの困難さ、興味が偏り同じ行動を繰り返しやすい、好きなことには人並み以上に集中する、などが挙げられます。そして ASD はネット依存やゲーム依存になりやすいとされています。

　こうした特徴を持つ ASD にも、脳内のドーパミン受容体の減少が深く関わっているようです。

　浜松医科大学精神医学講座の山末英典教授らのグループは、ASD と診断された22名と一般的に見られる「定型的」な発達をした24名を対象に、注意や喜びに関連するドーパミンに着目し、PET と MRI で脳を撮影して、ドーパミン受容体の量と分布を比較してみました。

　ASD の人が社会的コミュニケーションが苦手なのは、社会的な刺激や情報が、脳で「報酬」として感受されないことが原因であるとする仮説があります（「社会的動機づけ仮説」）。山末教授らは、この説を生化学的に裏づけるために、ドーパミン受容体に目をつけたのです。

■受容体の分布に変化が見られた

　ドーパミン受容体には大きく分けると D1 と D2 のグループ（D3、D4 含む）の2タイプがあります。山末教授らは、ASD に社会的コミュニケーションの困難さが見られ

るのは、D2 グループの受容体の分布に変化があるのでないか、と考えました。

PET 画像で、教授らの推測が正しいことがわかりました。そして「社会的動機づけ仮説」を裏づけることになりました。

ASD と診断された人と「定型的」に発達した人を比較してみると、ASD の人では脳の領域全般にドーパミン D2/D3 受容体の減少が見られました。

これは脳の「報酬系」の働きが、「定型的」に発達した人と違うことを意味します。社会的な情報を「報酬刺激」として受け取ることが少ないわけです。

これもまた、一面ではドーパミン受容体の減少が「報酬刺激」の減少へとつながり、それがさらに「依存」を強めてしまうということの、証左の1つといえるのではないでしょうか。

図3 ● ドーパミン D2/D3 受容体の結合能の PET 画像

ASD と診断された人の脳では、「定型的」に発達した人に比べて、ドーパミン D2/D3 受容体が脳領域全般にわたって減少していることが認められる。特に、視床、吻側前部帯状回、扁桃体では減少の割合が大きい。ASD の社会的コミュニケーションの困難さを、脳の機能変化から説明できることになる。

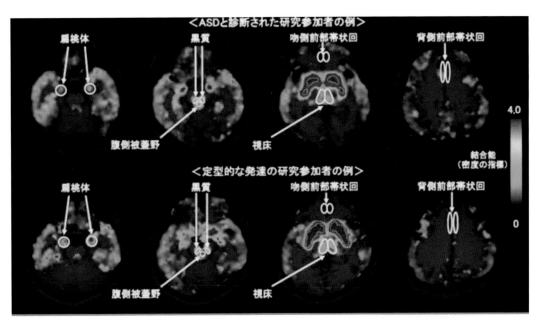

（画像提供：浜松医科大学 山末英典教授）

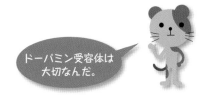

「依存」による脳のダメージ

■ 神経細胞の密度が低下

ゲーム依存の状態になると、脳はさまざまなダメージを受けます。脳の特定部位が「萎縮」したり、依存による「報酬系」の変化に見られたようにドーパミン受容体が減少するという神経生物学的変化を起こしたりします。

「依存」による脳の「異変」を早くから指摘したのは、ネット依存がいち早く問題になっていた中国の研究者でした。2011年、中国科学院のKai Yuan博士らの研究チームは、ネット依存の青少年グループの脳をfMRI画像で分析し、普通の青少年グループに比べて、前頭葉の前頭前野や眼窩前頭皮質、小脳の一部などで神経細胞の密度が低下していることを明らかにしました（図1）。細胞密度の低下、いわゆる「萎縮」です。

神経細胞の密度低下は、ネット依存が重症であればあるほど、あるいはネット依存が長ければ長いほど進んでいました。

「はじめに」で紹介した米国のYao博士らが示した脳画像（p.8の図6）でも前頭前野の萎縮が見られますし、本章の最初に紹介したイスラエルのWeinstein博士らが示した脳画像（p.41の図4）でも前頭前野の萎縮が指摘されていました。

なぜ、脳にこのような変化が起こるのでしょうか。徐々にですが、わかってきています。

図1 ● 脳の体積減少（細胞密度の低下）

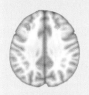
● 前頭葉前部の細胞脱落

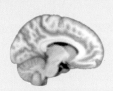
● 小脳の一部
● 補足運動野
● 眼窩前頭皮質
● 帯状回前部の細胞脱落

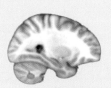
● 小脳の一部
● 前頭葉前部の細胞脱落

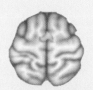
● 補足運動野の細胞脱落

ネット依存者の脳では、さまざまな部位で神経細胞の脱落が起こり（画像の黄色い部分）、細胞の密度が低下している。細胞の脱落は、ネット依存の期間が長いほど進んでいることがわかった。
（出典：Yuan K. et al., PLOS ONE. 2011）

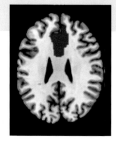

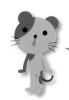
この画像では脳の前頭前野の体積に減少（萎縮）が見られたね。

■ ネット利用の頻度で脳の発達に差

ネット依存・ゲーム依存（ゲーム障害）と脳に関する研究は海外で盛んですが、日本国内でも行われています。なかでも結果に驚かされる重要な研究を紹介しましょう。

「脳トレ」で著名な東北大学の川島隆太教授らのチームが、5歳〜18歳の児童224人を対象に3年間かけて、脳の発達の様子をMRIを使って調査したもので、2018年の論文です。

狙いは、毎日のインターネットの使用が言語知能と脳の発達にどのような影響を及ぼすかを調べることでした。

脳を肉眼で観察すると、表層の大脳皮質は灰色に見えるので「灰白質」と呼び、その内側の白っぽく見える部分を「白質」と呼んで区別します。「灰白質」は神経細胞が密集している部分です。この部分の体積を調べ、脳の発達の程度を調べたのです。

最初のMRI検査のとき、アンケートでネット利用の頻度を聞き、グループ分けしました。「親が使わせない」「まったくしない」「ごくたまに」「週に1回」「週に2〜3回」「週に4〜5回」「ほとんど毎日」の7つのグループです。この段階では、7つのグループ間で大脳皮質の灰白質の体積に差はなかったそうです。

ところが3年後にMRI検査をしたとき、ネット利用の頻度に応じて大脳皮質の灰白質の体積に大きな差が見られました。7つのグループ間で、灰白質の体積の増え方、つまり脳の発達に大きな違いがあったというのです。

ネット利用がないか少ないグループの児童たちは3年間で大脳の灰白質の体積が増えていたのに対し、ほぼ毎日ネット利用していた児童たちの体積増加の平均値はほぼゼロだったといいます（図2）。灰白質は神

図2 ● ネット利用に関連した児童の脳画像

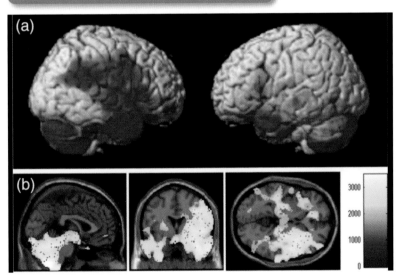

インターネットを頻繁に利用した児童とそうでない児童の脳をMRIで調べた画像。脳の多くの領域で、灰白質の体積（細胞密度）の増え方に差が見られた。(a)は大脳皮質で変化のあった領域を示し、(b)は脳断面のどの領域に変化があったかを示す。カラーバーは変化の強度を表し、黄色くなるほど強い。ネットを過剰利用した児童の脳では、色づけされた部分の灰白質はほとんど体積が増えていなかった。

（出典：R. Kawashima et al., *Hum Brain Mapp*, 2018）

経細胞が集まっている部分です。この結果を見ると、ネット利用が過剰な子どもたちは、脳の発達がほとんど止まっていたことになります。

これは驚くべきことです。

ネット利用の大半はゲーム遊びだろうと推測できます。ネット利用が学習のためなら脳の発達が止まることはないだろうと思えるからです。子どもたちの過剰なネット利用は、ゲーム依存につながっていると考えられます。

スマホ利用と脳の発達

この研究結果を受けて、川島教授は、子どもたちのスマホの利用にも警鐘を発しています。スマホやパソコンを介してのオンラインだけによるコミュニケーションの危険性を考えるべきだというのです。

実際に、東北大学の学生の協力を得て、脳の活動を調べる装置を頭部につけて、オンラインで会話する実験をしてみました。その結果は、オンラインでは「お互いの脳の活動が同期する状態」つまり「共感が生まれて協調や協力ができている状態」ではなかったといいます。これは「黙ってボーとしているときの脳と同じ状態だ」と、川島教授らは指摘したのです。

スマホの過度の利用が脳の発達に影響するということは、ネットによるコミュニケーションさえもその要因になると川島教授は警告しているのです。

コミュニケーションによる相手との共感は、人とのつながりの基本です。この警告は、子どもの成長におけるスマホ利用の程度と

中身について、以前にも増して考え直すべきだということを告げているのでしょう。

脳の「異変」は白質にも見られる

先に紹介した Yuan 博士らの研究チームは、ネット依存の青少年の脳の、大脳皮質の下にある「白質」と呼ばれる領域に起こる変化も調べています（**図3**、**図4**）。

灰白質は神経細胞の集まりですが、白質はその神経細胞の線維部分だけが集まり走行している部分で、そのため白っぽく見えるのです。

Yuan 博士らは、この白質にも明らかに「異変」が起こっていることを見つけました。

白質は、神経細胞が発信する信号（刺激）を次の神経細胞へと運んでいく電気のコードのような役割を持っています。神経細胞の線維部分の集まりはコードの集まりみたいなものです。この部分の神経線維の走行が乱れると、信号が正しく伝達できず、感情処理や注意力、判断力にマイナスの影響を与えます。

ネット依存の期間が長くなればなるほど、白質に異常が起こり、脳内の情報伝達に障害が出るということになります。ゲーム依存の患者にも同じような異常が起こっているだろうと推察できます。

「依存」と脳のダメージ

「依存」によって脳がダメージを受けることは、薬物依存やアルコール依存、喫煙などの「物質依存」の患者ではすでに多くの研究報告があります。「物質依存」では、影

響する物質が直接的に脳に作用して、主に報酬系に異常をもたらし、依存状態を悪化させます。

ネット依存やゲーム依存（ギャンブル依存も含め）の脳研究でわかってきたことは、「行為」によっても「物質依存」と同じように脳がダメージを受けるということです。前頭前野をはじめ脳のさまざまな部分で、体積の減少（萎縮）が見られることは、も

はや疑いようのない科学的事実といえるでしょう。

川島教授らのチームが報告した脳の発達とネット依存の関係も見過ごせません。これからは「依存」が脳にもたらす影響を前提にして、ネット依存、ゲーム依存に対処していかなければなりません。その場合には、次に取り上げる脳の回復力にも目を向けることになります。

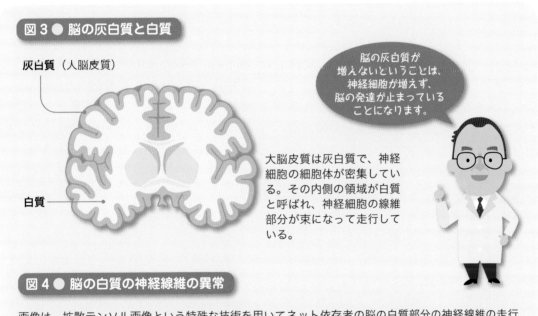

図3 ● 脳の灰白質と白質

灰白質（人脳皮質）

白質

脳の灰白質が増えないということは、神経細胞が増えず、脳の発達が止まっていることになります。

大脳皮質は灰白質で、神経細胞の細胞体が密集している。その内側の領域が白質と呼ばれ、神経細胞の線維部分が束になって走行している。

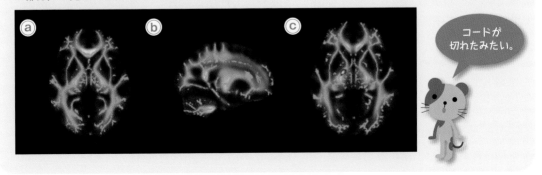

図4 ● 脳の白質の神経線維の異常

画像は、拡散テンソル画像という特殊な技術を用いてネット依存者の脳の白質部分の神経線維の走行をイメージ化したもの。神経線維の走行に異常が見られると情報伝達に障害が出る。画像の b では、記憶に関与する海馬傍回部に異常（青い部分）が見られる。画像の c では、眼窩前頭皮質下に異常（赤い部分）が見られる。（出典：Yuan K. et al., PLos One, 2011）

ⓐ ⓑ ⓒ

コードが切れたみたい。

脳は何度も蘇る

■ 萎縮した脳は再生するか？

ゲーム依存でダメージを受けた脳は、果たして元に戻ることはできるのでしょうか。脳の前頭前野の萎縮をMRI画像でも見てきましたが、萎縮した部位は回復できるのでしょうか。

答えは「イエス」です。

ただし、萎縮した部位の体積が元に戻るかどうかではなく、萎縮した部位の脳機能が回復するという意味においてです。

脳について、これまでの通説は「成人以後は、脳の神経細胞はどんどん死滅して減少し、新しい神経細胞は生まれない」でした。これは大きな誤りでした。成人以後、たとえ高齢者であっても、脳には新しい神経細胞が生まれてくるのです。

最新の脳研究では、脳の神経細胞は年齢に関係なく新しく誕生することがわかっています。新生神経細胞は、脳の内部に潜む若い未熟な細胞が、何らかの刺激によって新たに成長してきたものです。この未熟な細胞を「神経幹細胞」といいます。

神経幹細胞は、以前は赤ちゃんの脳にしか存在しないと考えられていましたが、実際は成人の脳の多くの領域に存在していて、刺激や訓練でめざめ、新しい神経細胞として神経ネットワークに組み込まれるのです。

■ 神経細胞の「再生」ではなく「新生」

では、萎縮した脳の部位が再生できるかというと、正確にいえばそれはできません。いったん死滅した神経細胞を生き返らせることはできないし、また成熟した神経細胞には分裂能力がなく、増殖もできません。

ところが、脳の内部に潜む神経幹細胞が萎縮部位の近くに潜んでいれば、その未熟な細胞がその場所で何らかの刺激により新たに成長してくることはあり得ます。神経幹細胞は、分化前の未熟な細胞なので、脳内のすべての細胞に成長できる能力を持っています。

例えば、脳梗塞などで神経細胞が死滅しても、リハビリテーションによって、損傷した部位の周辺領域から新しい神経細胞が生まれ、神経ネットワークに組み込まれて脳機能を回復させることが明らかになっています。

ゲーム依存により前頭前野に見られた萎縮は、脳梗塞による損傷に比べればずっと軽微なもので、ゲームをやめたり治療を受けたりすれば、失われた機能を十分に回復させることができるでしょう。

神経幹細胞から分化した新生細胞は、見た目の体積とは関係なく、脳機能の拡大、活性化を可能にしてくれるのです。神経細胞の「再生」ではなく「新生」です。

■ 脳の「可塑性」とは

そもそも脳がその機能を回復、拡大できるのは、脳がネットワーク（神経回路網）であり、脳に「可塑性」があるからです。

脳は膨大な数の神経細胞が、接合部シナプスによって、複雑な神経ネットワークを形成しています。ネットワークを流れる電気信号は、シナプスで神経伝達物質という化学信号に変換され、シナプスのすき間に

図1 ● 脳の神経ネットワーク

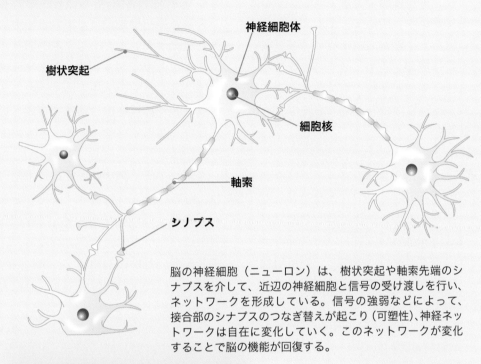

神経細胞体

樹状突起

細胞核

軸索

シナプス

脳の神経細胞（ニューロン）は、樹状突起や軸索先端のシナプスを介して、近辺の神経細胞と信号の受け渡しを行い、ネットワークを形成している。信号の強弱などによって、接合部のシナプスのつなぎ替えが起こり（可塑性）、神経ネットワークは自在に変化していく。このネットワークが変化することで脳の機能が回復する。

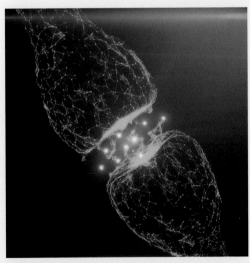

神経細胞と神経細胞の接合部シナプスには、シナプス間隙と呼ばれるすき間があり、このすき間に神経伝達物質が放出される。
（画像：iStock）

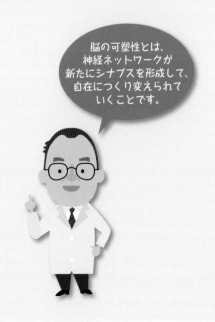

脳の可塑性とは、神経ネットワークが新たにシナプスを形成して、自在につくり変えられていくことです。

分泌され、次の神経細胞の受容体に結合することで信号が伝達されます（図1）。神経伝達物質は、神経細胞で合成され、シナプスの小胞に貯蔵されていて、細胞が電気信号を受け取ると小胞から放出されます。神経伝達物質は種類が多く、ドーパミンやセロトニン、グルタミン酸、エンドルフィンなど、数十種類にのぼり、脳のさまざまな部位で働きます。

脳は優れた化学マシンでもあります。

「可塑性」とは、この神経ネットワークの接合部シナプスが信号のやりとりを強化したり弱めたり、あるいは神経細胞の突起が伸びて周りの神経細胞に新しい接合部をつくったりすることをいいます。この可塑性により、神経ネットワークは自由自在につくり替えられていくのです。

脳の神経細胞の数は約1,000億、大脳皮質だけでは約140億といわれますが、これら膨大な数の細胞が、日々、神経ネットワークを更新しているのです。

■「記憶の番所」海馬の　回復機能

脳の機能回復でいえば、いちばん顕著に変化が現れるのは、記憶に深く関与する海馬でしょう。

海馬は、大脳の奥、大脳辺縁系の一部を成し、タツノオトシゴに似た形で知られています。視覚、聴覚、臭覚など記憶のもとになる情報が集められる場所です。一時的な記憶（短期記憶）として保存しておき、必要と判断された情報は、海馬によって大脳皮質に永久的に保存されます。また保存

しておいた情報を思い出すのも海馬の役割です。記憶を貯めたり、出し入れしたりするので「記憶の番所」ともいわれます（図2）。

未熟な神経幹細胞は、最初はマウスの海馬で発見され、それからヒトの海馬にも存在することが確認されました。神経幹細胞は特に海馬に多く存在しています。

成熟した神経細胞は増殖しないといいましたが、海馬には唯一増殖する神経細胞も存在します。

海馬の一部に歯状回と呼ばれる部分があり、海馬に集まる情報の「入口」となっていますが、この歯状回にある顆粒細胞は、生涯にわたって活発に生まれ変わり、増殖できる唯一の神経細胞です。歯状回の顆粒細胞が多いと入力情報が増え、記憶力もよくなるとされています。

マウスの実験では海馬における神経細胞の増殖が実証されています。ヒトの海馬も使えば使うほど、細胞の新生と細胞増殖により神経細胞が増えて記憶力がよくなると考えられています。

海馬では「毎日新しい神経細胞が生まれている」のです。

ちなみに、うつ病になると海馬が萎縮することがあります。アルツハイマー型認知症でも海馬の萎縮が見られますが、回復は十分に可能なのです。

うつ病やADHDなど精神疾患のほか、薬物依存やアルコール依存の患者にも脳の一部に萎縮が見られることが知られていますが、治療や断酒によって回復傾向がみられます。ゲーム依存の場合も同じではないでしょうか。ゲーム依存では脳の前頭前野な

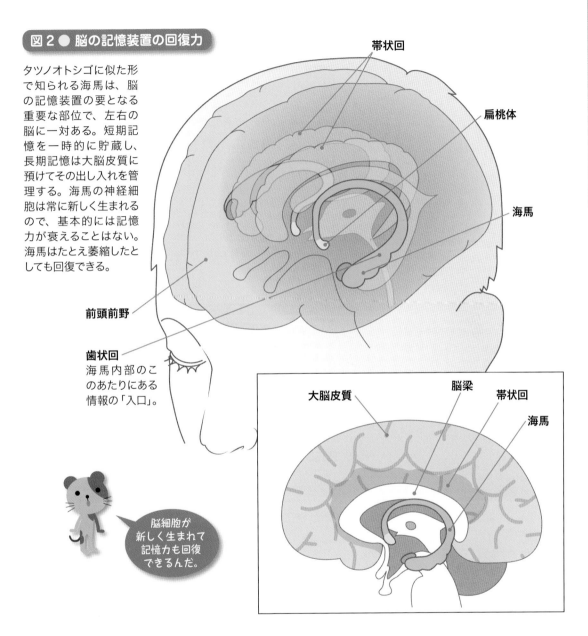

図2 ● 脳の記憶装置の回復力

タツノオトシゴに似た形で知られる海馬は、脳の記憶装置の要となる重要な部位で、左右の脳に一対ある。短期記憶を一時的に貯蔵し、長期記憶は大脳皮質に預けてその出し入れを管理する。海馬の神経細胞は常に新しく生まれるので、基本的には記憶力が衰えることはない。海馬はたとえ萎縮したとしても回復できる。

帯状回

扁桃体

海馬

前頭前野

歯状回
海馬内部のこのあたりにある情報の「入口」。

脳細胞が新しく生まれて記憶力も回復できるんだ。

大脳皮質　　脳梁　　帯状回

海馬

どに萎縮が見られましたが、適切な治療や生活習慣の改善があれば、脳の可塑性や神経細胞の新生により脳の機能は回復すると考えられます。

　実際に依存患者で脳の萎縮が修復され、機能が回復した例が報告されています。

■ 依存患者の脳の機能回復

　「依存」による脳のダメージを回復できた例として、薬物依存の患者の脳を紹介しておきましょう。覚醒剤のアンフェタミンを常習していたアメリカの患者のケースです。

図3は、健常者の脳のドーパミン神経細胞の活動と、覚醒剤依存の患者の脳のドーパミン神経細胞の活動を比較したPETの画像です。PETですから、脳の形態ではなく、調べる部分の神経細胞の働きぶりを示したものです。黄色から赤になるほど、活動が活発になっています。

　報酬系の中核を成すドーパミン神経細胞は、薬物依存であれゲーム依存であれ、依存患者の脳ではドーパミン受容体が減少するために、感作が鈍くなり、活動が低下することがわかっています。

　覚醒剤の依存患者では、治療開始前のドーパミン神経細胞は健常者に比べてかなり機能が低下しています。それが、覚醒剤を止めて14ヵ月経った脳では、明らかに活動が活発化し、機能が回復しています。

　これは、ゲーム依存の患者でも脳の機能が回復できるという、まぎれもない証左の1つです。

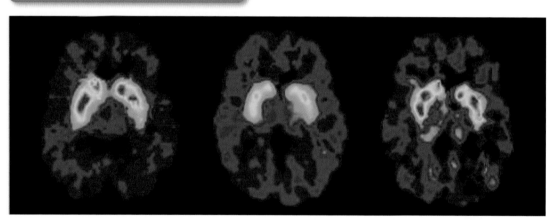

健常者の脳　　　　　　覚せい剤依存者の脳　　　　　覚せい剤を止めて
　　　　　　　　　　　　　　　　　　　　　　　　　　14ヵ月後の脳

薬物依存者の脳のPET画像。健常者の脳（左）と覚せい剤（アンフェタミン）依存者の脳（中央）を比べると、脳のドーパミン神経細胞が機能低下（萎縮）しているが、覚せい剤服用を止めて14ヵ月たった同じ依存者の脳（右）ではドーパミン神経細胞の機能が回復している。薬物依存からでも脳の機能は回復できる。
（写真：NIDA）

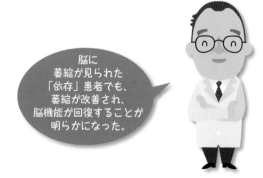

脳に萎縮が見られた「依存」患者でも、萎縮が改善され、脳機能が回復することが明らかになった。

第 3 章

ゲーム依存と
精神疾患は
どう関係するのか

ゲーム依存は精神疾患のリスクか

■ 青少年のゲーム・ネット 依存調査でわかったこと

ゲーム・ネット依存に陥った人の中には、しばしば精神疾患の合併が見られることがあります。

2014年の中国でのデータになりますが、インターネット依存度テスト（Internet Addiction Test；IAT-20）で依存度が高いと判定された中国・武漢の中高生136人のうち、約15％に何らかの精神疾患の合併が認められています（図1）。

日本の子どもたちのネット依存と精神症状の関係を調べた研究も行われています。ここでは2016年に愛媛県で行われた調査結果を紹介します。

同県近郊の中学生853人をネット依存の程度で分け、身体・精神的症状との関係を見たところ、ネットへの依存度が高まるにつれて、身体的症状だけでなく、うつや不安などの精神症状や睡眠障害を抱える割合が高くなることが、やはり明らかにされています（図2）。

ゲーム・ネット依存にどのような精神疾患が合併するかは、このあと紹介していきますが、複数の精神疾患が同時に存在することも少なくありません。

さらに、合併する精神疾患の症状と依存症の症状が重なることもあり、両者の区別が難しいケースもあります。精神疾患の合併は、ゲーム・ネット依存の予後や治療経過に大きく影響することになるため、的確に診断して、適切に対応することがとても重要となります。

図1 ● ネット依存と合併精神疾患

中国・武漢の中高生にインターネット依存度テスト（IAT-20）を行い、回答者1,076名のうち、「いつもある（5点）」と回答した項目が多かったネット依存と考えられる136名の中で、約15％に精神疾患が認められた。

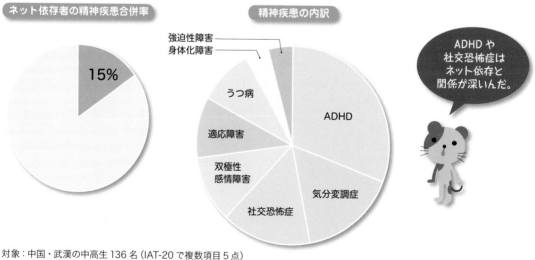

対象：中国・武漢の中高生136名（IAT-20で複数項目5点）
出典：Tang J. et al., *Psychiatry Clin Neurosci*, 2014.

■ 合併しやすい精神疾患（併存症）

　ゲーム・ネット依存に合併する精神疾患にはどのようなものがあるのでしょうか。合併頻度の高い精神疾患・症状を見ていきましょう。

　先ほど紹介した中国の中高生の調査では、ネット依存者に合併する精神疾患としてADHD（注意欠如・多動症）、気分変調症、社交恐怖症、双極性感情障害、適応障害、うつ病などが並んでいましたが（**図1**）、ほかにも多くの国からネット依存に合併する精神疾患の頻度が報告されており（**図3**）、ADHDを含めた発達障害や社交不安障害がある人はネット依存になるリスクが高いようです。

　場の空気が読めない、人との関係を上手につくれないという発達障害の特性は、直接会話しなくてもコミュニケーションがと

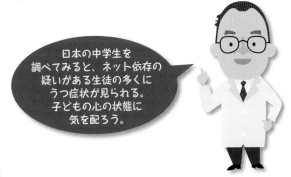

日本の中学生を調べてみると、ネット依存の疑いがある生徒の多くにうつ症状が見られる。子どもの心の状態に気を配ろう。

図2 ● ネット依存と精神症状

中学生を対象にネット依存と精神症状の関係を調べてみると、ネット依存度が高くなるにつれて、うつや不安、社会的な障害、睡眠障害が増えてくる。特にネット依存が疑われるとうつ症状が際立って多くなる。

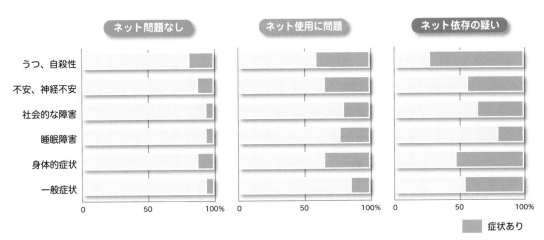

対象：愛媛県近郊の中学1〜3年生853名
出典：Kawabe K. et al., *Psychiatry Clin Neurosci*, 2016.

れるネットの世界にはまりやすく、社交不安障害の傾向がある人は、人前で何かすると緊張してしまうため、自分だけの世界に逃げ込みたくなりがちです。

そのほか、うつ病（うつ症状）や、強迫症状、不安とゲーム・ネット依存の関連も指摘されています。

ネットを使ったゲームにはまりやすい子どもと、発達障害やいくつかの精神症状が関係していることは各国共通のようです。しかし、発達障害を「悪い」と決めつけるだけでは問題は解決しません。あくまで「依存」になりやすいリスクの1つとして、見守りながら対応していきましょう。

■ 精神症状は依存の結果、そして依存のリスク

ゲーム・ネット依存に合併する精神疾患・症状は、依存の結果でもあり、依存のリスク因子でもあります。しかし、だからといって例えば発達障害があるから必ずゲーム・ネット依存になるわけではありません。そういう子どもなら注意して見守ることこそが大切です。

一方、発達障害的傾向がなければ何も問題がないかというとそうではありません。

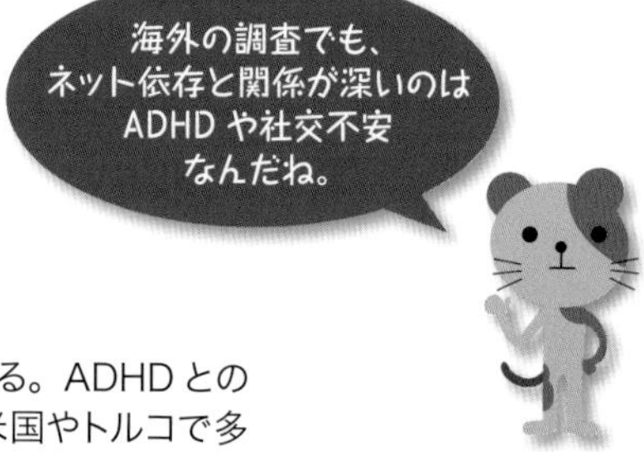

> 海外の調査でも、ネット依存と関係が深いのはADHDや社交不安なんだね。

図3 ● ネット依存に合併する精神障害の頻度

世界の国々で、インターネット依存と精神障害との関連が調査されている。ADHDとの関連はトルコをはじめ多くの国で見られ出現比率も高い。社交不安は米国やトルコで多く見られる。うつ病との関連はやはりどこの国でも見られるようだ。

国	トルコ	中国	米国	韓国	韓国	イタリア	台湾
N	60	136	20	12	12	15	87
対象者	患者	中高生	患者など	小学生	技術学校生	患者	大学生
年齢	10〜18	-	18〜	9〜12	15〜16	21〜27	18〜27
最低1合併症あり	100%	14.7%	100%	58.3%	41.7%	86.7%	-
合併症なし	0%	85.3%	0%	41.7%	58.3%	13.3%	-
ADHD	83.3%	4.4%	-	58.3%	-	13.3%	32.2%
社交不安	35.0%	2.2%	40.0%	8.3%	-	13.3%	14.9%
強迫性障害	25.0%	0.7%	15.0%	-	8.3%	0%	-
大うつ病	30.0%	1.5%	10.0%	-	25.0%	0%	12.6%
物質使用障害	6.7%	-	10.0%	-	-	0%	-
精神病性障害	0%	-	10.0%	-	8.3%	0%	-
Authors	Bozkurt H. (2013)	Tang J. (2014)	Shapira NA. (2000)	Ha JH. (2006)	Ha JH. (2006)	Bernardi S. (2009)	Ko CH. (2008)

資料提供：久里浜医療センター松崎尊信

発達障害がない子どもでも、インターネットゲームに没頭すれば引きこもり傾向になり、友人とのコミュニケーション能力も低下して、睡眠不足や疲労から、不注意傾向や衝動性の亢進などが見られるようになります。

　ゲーム・ネット依存がさまざまな精神症状を引き起こすことを忘れてはなりません（図4）。適応障害はネット依存になりやすく、ネット依存になれば、さらに適応障害

が悪化するという関係や、発達障害や不安障害からうつになるという関係が見られます。また、うつによる閉じこもりからゲームやネットにはまることもあるので、うつはゲーム・ネット依存の原因と結果の両方になると考えられます。

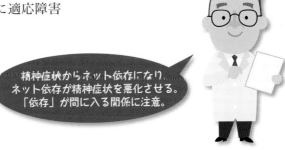

精神症状からネット依存になり、ネット依存が精神症状を悪化させる。「依存」が間に入る関係に注意。

図4 ● ネット依存と合併精神疾患との関連性

適応障害　発達障害　うつ　不安障害　→　ネット依存　→　睡眠障害　うつ　適応障害

適応障害や発達障害、不安障害があるとネット依存になりやすく、ネット依存がさらに適応障害やうつを悪化させるという関係にある。また、うつによる閉居から時間を持てあまし、ゲームやネットにはまることもあるので、うつは原因と結果の両方に入ると考えられる。ネットゲームにはまると障害の解決が難しくなる。

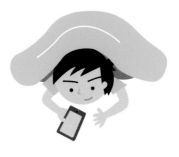

ゲーム依存とうつ病

先に紹介した愛媛県近郊の中学生を対象にした調査（p.59図2）で、ネット依存度との関連が最も高かったのが「うつ、自殺性」でした。

ゲーム・ネット依存の合併症として、うつ病（うつ症状）に関する報告は国内外で盛んに行われており、おおむね愛媛県の調査と同様にネット依存度が高くなるにつれて、うつ症状の重症度も高くなるという結果が示されています。

それらの報告の中にはゲーム依存者のおよそ3人に1人にうつの可能性があることや、脳の画像を解析した研究では、ゲーム行動症とうつに共通した病態基盤があると指摘する報告もあります。

うつ病の診断基準（DSM-5）

ここでうつ病の診断について少し触れておきましょう。現在、うつ病の診断基準にはアメリカ精神医学会の「精神疾患の診断・統計マニュアル第5版」（DSM-5：Diagnostic and Statistical Manual of Mental Disorders 5th）が用いられていますが、児童思春期や青年期と、成人の場合ではうつ病の現れ方が異なることも多く、ゲーム・ネット依存の合併症としての診断を難しくさせます。

成人ではしばしば認められる短期間の体重の変化は、子どもの場合はあまり見られないことや、他人からは抑うつに見える症状も子どもの場合は必ずしもそうでないことを頭に入れておきましょう。

うつ病とゲーム行動症との関連

さて、2022年1月1日に発効された国際疾病分類の改訂第11版（ICD-11）の中で「ゲーム行動症」は精神疾患として認定されました。その中でゲーム行動症の中核症状は「ゲームが他の生活上の関心や日常生活よりも優先される程度にゲームの優先度が高まっている」と記載されています。

一方、DSM-5には、うつ病の主症状として「すべて、またはほとんどすべての活動における興味、喜びの著しい減退」とあります。ゲーム優先の生活が直ちにうつ病と関係するわけではないでしょうが、p.61でも触れたように、ネット依存とうつは原因でもあり、結果でもあります。ゲームへの執着がほかの活動への興味を「著しく減退」させるかもしれません。

うつとゲーム依存の関係について、実際の患者からは何がわかるでしょうか。

ゲーム依存からうつへ進む場合は、
● ゲームによる生活の乱れ、睡眠不足

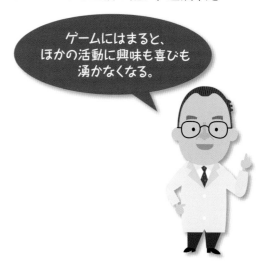

ゲームにはまると、ほかの活動に興味も喜びも湧かなくなる。

うつ病の診断基準（DSM-5）

　以下の（９つの）症状のうち５つ（またはそれ以上）が同じ２週間の間に存在し、病前の機能からの変化を起こしている。

　これらの症状のうち少なくとも１つは、①抑うつ気分または②興味または喜びの喪失である。
注：明らかに他の医学的疾患に起因する症状は含まない。

（1）その人自身の言葉か、他者の観察によって示されるほとんど１日中、ほとんど毎日の抑うつ気分
注：子どもや青年では易怒的な気分もありうる。

（2）ほとんど１日中、ほとんど毎日の、すべて、またはほとんどすべての活動における興味または喜びの著しい減退
メモ：この２つの項目を満たす場合、かなりの確率でうつ状態にあるとの報告もある。以前は好きだったゲームやネット使用ができなくなるというのも、うつの貴重なサインかもしれない。

（3）食事療法をしていないのに、有意の体重減少、または体重増加（例：1ヵ月で体重の5％以上の変化）、またはほとんど毎日の食欲の減退または増加

注：子どもの場合、期待される体重増加が見られないことも考慮。

（4）ほとんど毎日の不眠または過眠

（5）ほとんど毎日の精神運動焦燥または制止

（6）ほとんど毎日の疲労感、または気力の減退

（7）ほとんど毎日の無価値感、または過剰であるか不適切な罪責感

（8）思考力や集中力の減退、または決断困難がほとんど毎日認められる

（9）死についての反復思考、特別な計画はないが反復的な自殺念慮、または自殺企図、または自殺するためのはっきりとした計画
メモ：一定数以上の強い症状が、ほとんど毎日、１日中持続している場合に診断する。一見、うつに見えないうつ病もあるので注意を要する。

（注やメモも含め、ときわ病院・館農 勝が作成）

63

- ゲームによる疲労
- 登校や勉強など現実の生活ができていないという自己否定や罪悪感
- 両親からの度重なる叱責

などが患者にみられます。

うつからゲーム依存へ進む場合は、

- うつ気分をゲームで一時的に改善する
- 意欲がなく、閉居傾向であってもゲームやネットはできる

- うつによる引きこもりの時間つぶし

などが患者にみられます。

どちらの場合も、依存から回復するにはうつに注意しなければなりません。

■ 日本の子どものうつ症状を調べたら

ここで気になる日本のデータを2つ紹介したいと思います。

図1 ● 子どものうつ症状（国立成育医療研究センターによる調査報告）

2020年11月から12月にかけて、コロナ禍における子どもの心の健康についてアンケート調査した結果、回答者の小学4年生以上の715名のうち、小学4年生以上で15%、中学生で24%、高校生で30%にうつ症状が見られた。

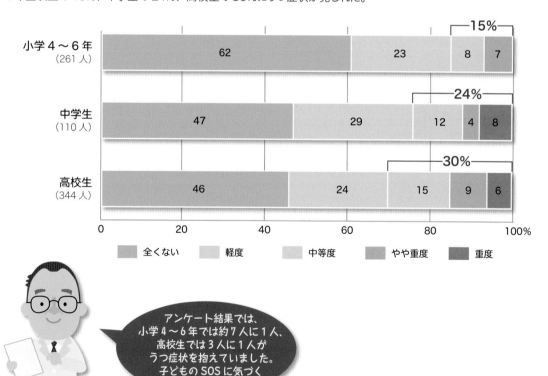

2019年9月に青森県弘前市の小学4年生から中学3年生7,765人に対して、思春期の子どものうつ症状の重症度を調べるPHQ-A（Patient Health Questionnaire-9 思春期版）を使って回答してもらったところ、中等度のうつ症状が13.6％に、やや重度から重度のうつ症状が4.9％に見られました（Adachi M et al., *Psychiatry Clin Neurosci*, 2020）。

一方、2020年11月から12月にかけて国立成育医療研究センターが小学4年生以上の子ども715人に対して、同様にPHQ-Aを用いた調査を行っています。その報告によると、中等度以上のうつ症状を抱える割合は、小学4～6年生で15％、中学生で24％、高校生で30％という結果が示されています（図1）。

地域を含めて調査対象の違う2つの研究結果を単純に比較することはできませんが、この2つの調査からいえることは、一般の子どもでも決して少なくない割合でうつ症状を抱えている現実があることです。

さらに、2つの調査時期に注目すると、前者は新型コロナ禍前、後者は新型コロナ禍の最中に行われた調査であり、コロナ禍が子どものうつ症状の頻度を増加させた可能性があるということです。

ゲーム・ネット依存とうつ病との高い関連性が認められるなかで、気になるデータです。

■ うつ症状のサインを見逃さない

実際、一般人口においても、特に思春期以降になると、うつ病の有病率は高くなります。ゲーム・ネット依存においても、うつ状態かどうかを慎重かつ適切に評価することは重要になります。

前述したように児童思春期や青年期のうつでは、成人のうつ病で認められる典型的な症状が見られないこともありますが、ゲーム・ネット依存の早期の徴候として見られる睡眠障害の問題はうつ病の原因ともなります。睡眠不足のサインを見逃さないようにしてください。

また、ゲームやネットを過剰に利用していたお子さんが、突然、ゲームにもネットにも興味を示さなくなった場合も要注意です。興味や関心の喪失は、うつ病の主症状の1つです。うつの可能性を念頭において、お子さんを見守ってあげるようにしてください。

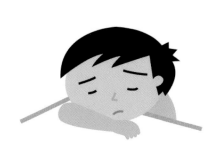

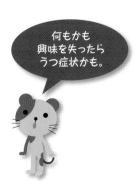

何もかも興味を失ったらうつ症状かも。

ゲーム依存と社交不安症

　ネット依存度が高い層は、その多くが何らかの「不安」を抱えており、最も頻度が高い精神症状を「不安」とする研究結果もあります。ネットの過剰使用の結果として感じる不安、不安を軽減するための情報検索、SNS（Social Networking Service）に振り回されている生活……ネット依存と不安は密接に関係していることがわかるのではないでしょうか。

■ 不安から安心できる　ネット空間へ

　思春期から成人の初期の段階に認められることが多い精神疾患に「社交不安症」が挙げられます。

　人と話すことが苦手、クラスメイトの視線や電車内の他人の視線が怖く、他人から注目を浴びる行動は避けたい。そんな気持ちから顔のほてりや、動悸、声の震えなどが現れ、やがて引きこもりがちになっていく疾患です。

　他者との交流を伴う社会的な場面を避けている人にとって、咎める人がいない、人に見られる心配がないネット上の空間は、居心地のよさを感じる安心できる世界のようです。

　社交不安症は、ネット依存の結果として生じる疾患というより、ゲーム・ネット依存になる素因として重要な合併症といえます。

　また、対人場面を避けるために、ゲームやネットに逃げている社交不安症の場合、このあと紹介する発達障害（神経発達症）の合併に比べて、治療意欲も高い人が多い傾向が見られます。

　では、社交不安からゲーム・ネット依存に逃避している場合には、どう対応したらよいのでしょうか。

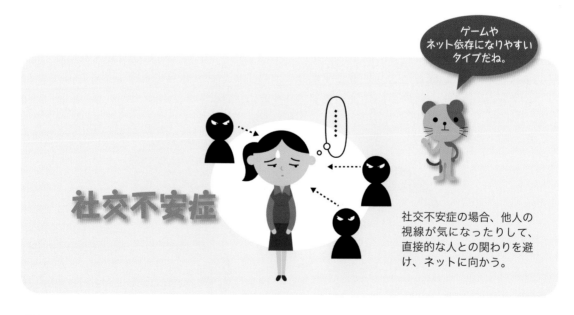

ゲームや
ネット依存になりやすい
タイプだね。

社交不安症

社交不安症の場合、他人の視線が気になったりして、直接的な人との関わりを避け、ネットに向かう。

社交不安症の治療には、認知行動療法（p.112参照）を中心とした心理療法や薬物治療などを行います。長期化した不登校やひきこもりに対しては安心できる居場所を提供したり、ネットをしゃ断したオフライン時間を増やしていきます。医師や専門家と相談しながら、根気よく対応していきます。アメリカ精神医学会のDSM-5による社会不安症の診断基準を参考に収載しておきます。

社交不安症の診断基準（DSM-5）

A 他者の注視を浴びる可能性のある1つ以上の社交場面に対する、著しい恐怖または不安。例として社交的なやりとり（例：雑談すること、よく知らない人と会うこと）、見られること（例：食べたり、飲んだりすること）、他者の前でなんらかの動作をすること（例：談話をすること）が含まれる。

注：子どもの場合、その不安は成人との交流だけでなく、仲間たちとの状況でも起きるものでなければならない。

B その人は、ある振る舞いをするか、または不安症状を見せることが、否定的な評価を受けることになると恐れている（すなわち、恥をかいたり恥ずかしい思いをするだろう、拒絶されたり、他者の迷惑になるだろう）。

→このような思いから、ゲームやネットに逃避する

C その社交的状況はほとんど常に恐怖または不安を覚える。

注：子どもの場合、泣く、かんしゃく、凍りつく、まといつく、縮みあがる、または、社交的状況で話せないという形で、その恐怖または不安が表現されることがある。

D その社交的状況は回避され、または、強い恐怖または不安を感じながら堪え忍ばれる。

（注などを含め、ときわ病院・館農 勝が作成）

社交不安症に対しては心理療法の認知行動療法が有効です。

ゲーム依存とADHD

発達障害がある子どもは、ゲーム・ネット依存を深刻化させることが多いようです。

発達障害は、主に① ADHD（Attention Deficit Hyperactivity Disorder：注意欠如・多動症）、② ASD（Autism Spectrum Disorder：自閉スペクトラム症）、③ LD（Learning Disabilities：学習障害）の３タイプに分かれ、このうち ADHD と ASD がゲーム・ネット依存と関係します。

ADHD の子どもや ASD の子どもは他人とのコミュニケーションが苦手で、現実世界よりもネットの世界のほうが住みやすいといえるのです。

ADHD は、好きなことには集中し、強いこだわりを持つという特性を持ち、仮に何かのきっかけでオンラインゲームに出会い、そのゲームがこだわりの対象となれば、長時間ゲームに集中して、瞬く間にゲーム・ネットへの依存度を高めていくことになります。

■ ADHD とネットの世界の親和性

この第３章の冒頭で、ネット依存度が高い中高生の 15％に何らかの精神疾患の合併を認めたという中国の調査データを紹介しましたが、合併する精神疾患のうち最も頻度が高いものは ADHD となっていました（p.58 図 1）。

ネット依存と ADHD については、多くの研究が行われています。このうちネット事情において日本の 10 年先を行くといわれているブロードバンド先進国・韓国の研究を紹介しましょう。

2004 年におよそ 500 人の小学生（高学年）を対象にした調査で ADHD の疑いが強いほど、ネット依存の疑いも強いという結果が示されています（**図 1**）。

ほかにも 2017 年に Kim 博士らが、平均 23.6 歳の若年男性を面接した研究では、あらゆる ADHD 症状はネット依存と関連し、ADHD はネット依存の重症化因子であるという結果を認めるなど、小児・成人の両方において両者の関連を認めています（Kim D. et al., *J Behav Addict*, 2017）。

実際、日本のゲーム・ネット依存者のなかにも ADHD の合併例はよく見られます。

なぜ、ゲーム・ネット依存と ADHD の間には強い関連性が認められるのでしょうか。

ADHD とは、不注意（物をなくす／話し

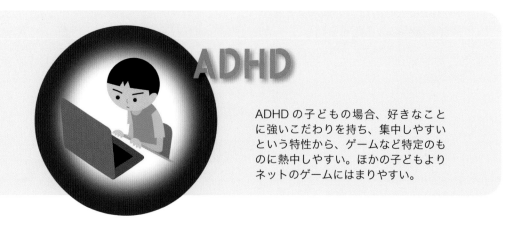

ADHD の子どもの場合、好きなことに強いこだわりを持ち、集中しやすいという特性から、ゲームなど特定のものに熱中しやすい。ほかの子どもよりネットのゲームにはまりやすい。

かけられても聞いていない／外部からの刺激で容易に注意がそらされる等）、多動性（そわそわしている／しゃべりすぎる等）、衝動性（順番が待てない／他人を妨害する等）を症状の特徴とする発達障害です。このような特性を持つADHDにとって、ネットの中の世界は居心地がよい環境です。

例えば、現実社会に比べてレスポンスが早いインターネットの世界は、待つことが苦手なADHDにとっては心地よく、現実の生活の中で感じているストレスをゲームによって解消していると考えられます。

またADHDには、のめりこむと自己制御しにくいという特性があります。現実の生活では不適応とされることが多いADHD症状もネット上では覆い隠されることもある

かもしれません。

■ ADHDは衝動性が高い

ゲーム依存とADHDに関しての1000編を超える論文から、条件を満たした29編を厳選し、解析した結果が2021年に報告されました。5万6,650人に上る解析結果から、ADHD症状はゲーム依存と関連していることが改めて示されたほか、なかでもADHDの不注意症状とゲーム依存が強く関連することが明らかになっています。

また、ゲーム依存者と非依存者に面接と質問票による調査を行ったところ、ゲーム依存とADHDを有するグループでは衝動性と敵意が高いなど、ADHDの衝動性症状との関連を指摘する報告も見受けられます。

図1 ● ネット依存とADHD

小学生の高学年では、ADHDの疑いがまったくないグループはネット依存が3.1％と少ないが、ADHDの疑いがあるグループでは32.7％と非常に多くなる。

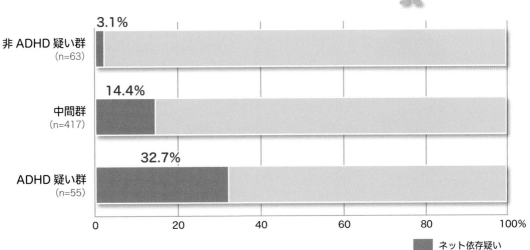

対象：韓国の小学4～6年生535名
出典：Hee J. Y. et al., *Psychiatry Clin Neurosci*, 2004.

そもそもネット依存の子どもは、衝動性が高い傾向にあることがわかっています。

仮にお子さんに対して、今すぐなら100円、明日であれば200円、1週間後ならば2,000円あげると提案したとします。たいていの場合、衝動を抑えて（自己制御）、より大きな報酬を得るために1週間待つことを選ぶと思いますが、ネット依存が強いお子さんの場合は、目先の100円に飛びつくケースが多いのです。

これは薬物依存やアルコール依存にも見られる傾向で、依存と衝動性との関連がうかがえる現象といえます。

脳画像でもわかる前頭前野の活動の低下

実際、第2章で取り上げたとおり、ゲーム依存の子どもの脳画像を見ると、衝動性を抑えて、理性的に行動をコントロールする前頭前野の活動が低下していることがわかっています。

ゲーム関連のグッズを非依存の子どもに

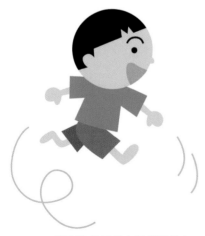

ADHDの子どもは衝動的に
行動することが多い。

見せても特に脳画像に変化は見られませんが、同じグッズをゲーム依存の子どもに見せると、前頭前野に強い反応を認めます。

つまり、ゲーム・ネット依存が疑われるような人の場合、より強いブレーキをかけなければ衝動を抑えることが難しくなるということになります。

薬物依存やアルコール依存の場合でも依存が進むと、アルコールなどの物質の作用がなくても前頭前野の働きが低下するそうです。ゲーム・ネット依存の場合は、そもそも物質を介さずに「行動嗜癖」だけで前頭前野の働きが低下するという特徴があります。

2021年にゲーム依存とADHDについての脳画像研究の結果が報告されました。ゲーム依存とADHDの人の脳の形状、機能を調べたところ、いずれも前頭前野（前頭前皮質）で体積の減少が見られるなど、行動をコントロールする部分の萎縮が両者で共通していたというのです（図2）。このことは理性によるブレーキの力が弱まっていることを暗に示しています。

研究が進むにつれて、ゲーム・ネット依存とADHD、両者の関連性はいっそう強まるばかりですが、だからといってただ認めるのではなく、大切なことは、ADHDの子どもの特性をよく理解したうえで、適切に対応するということです。例えばゲームの時間を減らすより、ほかのことに興味を向かわせそちらの時間を増やす、というようにです。

お子さんがADHDだからといって、妙にあきらめてしまってはいけません。

図2 ● ゲーム依存と ADHD の脳画像の比較

これらの画像は、脳の複数の CT 画像をもとに脳を立体的にとらえ、灰白質や白質の体積や密度を解析したもの。ゲーム依存の患者の脳でも ADHD の患者の脳でも、行動や感情を制御する前頭前野（前頭前皮質）で、灰白質の体積が減少していた（着色部分）。

ゲーム依存

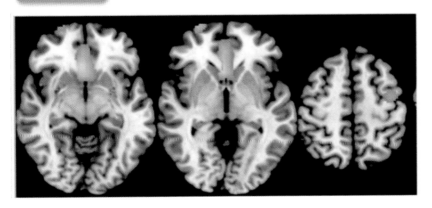

ADHD

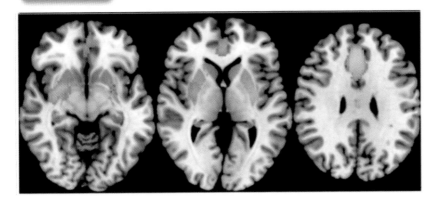

出典：Gao X. et al., *A Comparative Meta-Analysis*, 2021.

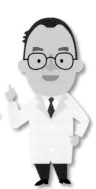

ADHD とゲーム依存との間に共通する脳の特徴があることは確かだが、といって ADHD の子どもが必ず「依存」になるわけではない。注意して見守ることが大切。

ゲーム依存とASD

■ ASDは対人関係をつくることが不得手

　発達障害として分類されるASD（Autism Spectrum Disorder：自閉スペクトラム症）もゲーム・ネット依存の合併症としての報告が少なくない疾患です（以前の呼称はアスペルガー症候群）。

　ASDの子どもは自分の気持ちを上手に伝えることや、人と視線を合わせることが苦手です。また、特性として感覚過敏を持っていることも多く、友だちをうまくつくれないケースも少なくありません。そうした現実の孤独感がゲーム・ネット依存に進みやすい素地となります。

　第2章では、ASDと診断された人の脳で、報酬系のドーパミンの受容体が一般の健常者に比べて減少している事実を調べた研究を紹介しました。対人関係を上手につくれないことは、社会的な刺激を「報酬」として感知しない、脳の報酬系の特性からも理解できます。

　現実の世界では対人関係を上手につくれないASDの子にとって、場の空気を読む必要がないネットの世界は、円滑なコミュニケーションがとれ、ネットゲームの世界で強くなれば人間関係も広げていくことができる、入り込みやすい環境なのです。

　ただ、その関係性について調べた研究を見ていくと、ADHDの場合は一貫してゲーム・ネット依存との強い関連性が示されているのに対して、ASDの場合は強い関連性を認める人もいれば、非ネット依存者との差異を認めない人もいて、研究結果にばら

つきがあります。これはネット依存に関する研究の多くが自己記入式の尺度を用いて依存の度合いを評価しているため、自分の行動に対する客観視が不得手なASDでは自分を正確に把握できないことが影響しているのかもしれません。

　ASDの有病率は2013〜16年に日本のある地域の保護者およそ5,000人を対象に行った調査では5歳時のおよそ3%、韓国の学童5万人に対して信頼できるとされている面談調査（自閉症診断観察検査；ADOS）を行った結果ではおよそ2.5%という割合が示されています。

　ASDの子どもたちは、他人と話すのが苦手なために、場の空気が読めないと思われたりして、自分の気持ちをうまく伝えられません。

　また、聴覚・視覚・嗅覚・触覚などの感覚が過敏なことが多いことも手伝って、人とのコミュニケーションに支障が出てきます。周囲の人のように友人関係がうまくつくれないという寂しい気持ちや悩みが、ゲーム・ネット依存への扉を開くきっかけになってしまうのです。

■ ASDの子どもとのつきあい方

　コミュニケーションの基本は「人の目を見て話すこと」とされていますが、人の視線が苦手な子どもたちもいます。そういう子どもに対して「人の目を見て話せ」と説くことは必ずしも正しくありません。そっと隣に座って、ときどき顔を見ながら語りかけましょう。

ASDとゲーム依存を併発した例では、以下のような対応も有効と考えられます。

- 時間の構造化（○時までOK、使用時間は△時間と決める）
- 空間の構造化（ネットを使ってよい場所を設定）
- 明確なルールづくり（ASDの子は納得すればルールを守れる）

ADHDにしても、ASDにしても発達障害の子どもは、人との交流は苦手な反面、物事に対するこだわりは強いです。興味がゲームに向いた場合はゲーム・ネット依存に陥りやすいのですが、こだわりがよい方向に向かい、優れた仕事を成し遂げるケースもしばしば見受けられます。くれぐれも発達"障害"という言葉に惑わされないようにしてください。ゲーム以外に関心のあるこ

とを見つければ、趣味・学業などに高い能力を発揮することになるかもしれません。

もうひとつ大切なこととして、発達障害の診断はとても難しいということを知っておいてください。仮に思い当たることがあったら、専門の医療機関や自治体の保健センター、子育て支援センター、発達障害支援センターなどに必ず相談してください。自己判断は禁物です。

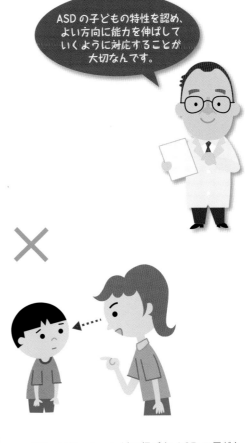

ASDの子どもの特性を認め、よい方向に能力を伸ばしていくように対応することが大切なんです。

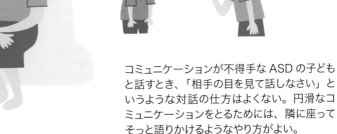

コミュニケーションが不得手なASDの子どもと話すとき、「相手の目を見て話しなさい」というような対話の仕方はよくない。円滑なコミュニケーションをとるためには、隣に座ってそっと語りかけるようなやり方がよい。

合併精神疾患の治療

■ 精神疾患が合併した場合の難しさ

ゲーム・ネット依存に対する一般的な治療法については、第5章で紹介しますが、本章で紹介してきたゲーム・ネット依存に、うつ病、あるいは ADHD や ASD といった発達障害などの精神疾患を同時に患ってしまったときの対処は、より慎重に行わなければいけません。

例えば、自室に引きこもって、社会との関わりを断ち、部屋でスマホゲームに没頭する患者が、心の病を専門に扱う医師の診療を受けにきたとします。診断の結果、そもそもの原因はうつ病であり、その結果による引きこもりであり、時間を持て余した結果のゲーム三昧という診断がつけられたとします（図1）。

医師はうつ病の治療を開始しました。心の病の専門家として、心の病の治療が進めば、うつ病、そしてスマホゲームへの依存も解消していくという考えに基づく治療ですが、残念ながら症状は悪化するばかりでしょう。

久里浜医療センターの樋口進名誉院長によれば「これまで多くの精神疾患の治療にあたってきましたが、合併するうつ病や発達障害よりもゲーム依存のほうがより深刻な状態ということは少なくありません」ということです。

そして、「ゲーム依存は素早く進行していく病気ですから、何らかの精神疾患とゲーム依存の合併が考えられるときは、一方の精神疾患でなく、ゲーム依存に対する医学的対処も同等に必要となります」

ゲーム依存に適切に対処できる専門家は

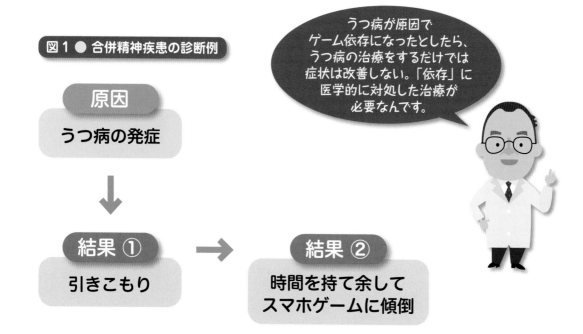

図1 ● 合併精神疾患の診断例

原因

うつ病の発症

結果①

引きこもり

結果②

時間を持て余して
スマホゲームに傾倒

うつ病が原因で
ゲーム依存になったとしたら、
うつ病の治療をするだけでは
症状は改善しない。「依存」に
医学的に対処した治療が
必要なんです。

まだ多くはありません。本書巻末に医療機関リストを掲載していますので、参考にして、ゲーム依存に対処できる医師の診療を受けてください。

なお、ゲーム・ネット依存の治療に薬を使うことは基本的にはありません。患者に睡眠障害や頭痛が認められる場合に睡眠導入剤や鎮痛薬を処方することはありますが、ゲーム依存自体に効果を示す薬剤は現状ではありません。

■ ADHDの場合の薬物治療

ただし、ADHDを合併するゲーム依存患者に対して、ADHD治療薬を使用することはあります（p.110〜111参照）。

両者はまったく別の病気ではありますが、衝動をコントロールできない、暴力的言動、朝起きるのがつらいなど、どちらにも似通った症状が起こります。

これらの症状がゲーム依存を原因とする依存行動にADHDが上乗せしているのか、あるいはその逆なのか、どちらの病気の影響が強いのかを判断することは難しいのですが、ADHDの治療に用いるメチルフェニデートやアトモキセチンなどの治療薬を使用することで、暴力的な言動や昼夜逆転の生活が緩和・改善する場合があります。

ゲーム依存自体に対する投薬ではありませんが、ADHD合併患者と共に生活し、毎日向き合っている家族の負担を軽減させる薬物治療だとはいえるでしょう。医師と相談してみてください。

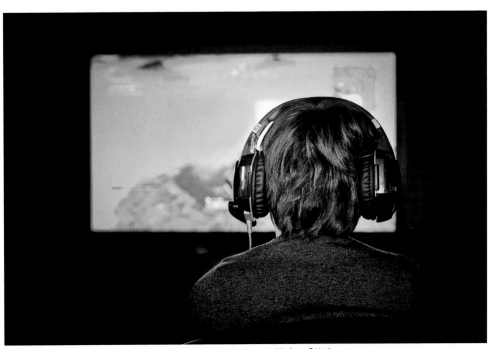

うつ病などにゲーム依存を併発して、引きこもりになった場合、「依存」に対する医学的治療を行わないかぎり、症状は改善しない。（写真：iStock）

ペアレント・トレーニング

■ 発達障害の子どものために親が学ぶスキル

この章の終わりにあたって、発達障害に対するペアレント・トレーニングについて説明したいと思います。

このトレーニングは、子どもの行動変容を目的に1960年代からアメリカで発展してきたもので、親がほめ方など具体的に養育のスキルを学ぶことを目指します。医療施設などで専門家が介入するだけでなく、親が日常的に子どもに適切に関わるようになることで、子どもの行動改善や発達促進が期待され、実際、その効果が確認されています。

日本でも1990年代から取り組まれるようになり、昨今では厚生労働省の「発達障害者支援体制整備事業」の展開も後押しとなり、自治体や医療機関、発達支援機関などさまざまな場所で、ペアレント・トレーニングが行われ、発達障害と診断された子どもだけでなく、疑いのある子どもも対象に全国的に広まってきています。

発達障害の子どもに親がどのように接するか、そのためのトレーニングですから、子どもへの肯定的な働きかけ、親（保護者や養育者）の心理的ストレスの改善、子どもの適切な行動の促進と不適切な行動の改善を目的としてプログラムがつくられています。トレーニングの普及に伴い、そのプログラムの質が問われるようになりました。

そこで、厚生労働省は支援事業の一環として、（社）日本発達障害ネットワーク（JDDnet）の協力により「ペアレント・トレー

ニング実践ガイドブック」を作成し、公開しています（厚労省のホームページからダウンロードできます）。ガイドブックには、トレーニングの進め方、プログラムのつくり方など、プログラムの質を向上させるノウハウが盛り込まれているので、その中からポイントとなる部分を紹介します。

■ トレーニングの核となるエレメント

ガイドブックには、ペアレント・トレーニングには必須となるコアエレメント、運営の原則、実施者の専門性からなる基本プラットホームが記載されています。

このうちコアエレメントはプログラムの核となる要素で、参加する親が何を学ぶのか、ペアレント・トレーニングで何を会得するのかを示しています（図1）。

コアエレメントをどのように組み合わせるのか、どのような順番で実施していくのかは、対象となる子どもと親の実態に合わ

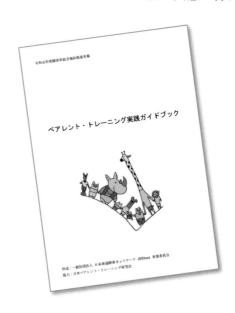

図1 ● ペアレント・トレーニングのコアエレメント

コアエレメントとは、ペアレント・トレーニングプログラムの核となる
もの。トレーニングに参加する親が何を学び、子どもにどのように接す
ればよいかを示す。

> 親の態度が
> 子どもの発達に影響するので、
> 親も学ぶ必要があります。

子どもの適応的な行
動の後には、ほめた
り、子どもの好む活
動を用意したりする。

**子どもの
良いところを
探し＆ほめる**

**行動理解
（ABC 分析）**

A「行動の前のきっ
かけ」、B「行動」、
C「行動の後の結果」。
子どもの行動を客観
的に分析する。

**子どもの
行動の3つの
タイプわけ**

**コア
エレメント**

**環境調整
行動が起きる
前の工夫**

3つのタイプとは
「好ましい行動」「好
ましくない行動」「許
しがたい行動」。「好
ましい行動」はほめ、
「好ましくない行動」
には無視や環境調
整、「許しがたい行
動」には警告など。

**子どもが
達成しやすい
指示**

**子どもの
不適切な行動
への対応**

子どもの周囲の環境
（人や物）を整え、子
どもが適応的な行動
をしやすくさせる。

子どもへの声かけは、
苛立ちや怒りを抑え、
おだやかに。子どもの
そばに行き、静かな声
でわかりやすい指示を。

子どもの行動を客観的
に観察。「好ましくな
い行動」には「計画的
な無視」を行い、少し
でも好ましい行動が見
られたらほめる。

出典：（社）日本発達障害ネットワーク事業委員会「ペアレント・トレーニング実践ガイドブック」

せて決めていきます。

　基本的考え方を理解したら、プログラムを進める具体的なマニュアルも見てみましょう。

■ トレーニングを有効活用するためのマニュアル

　厚生労働省は、ペアレント・トレーニングをさらに有効活用するために、「ペアレント・トレーニング支援者用マニュアル」も作成しています（ホームページからダウンロードできます）。こちらは「ガイドブック」の基本プラットフォームに基づいて、トレーニングのプログラムの内容が、より具体的に記載されていて参考になります。

　マニュアルでは、プログラムの進行がスライド形式でわかりやすく説明され、とても理解しやすくなっています。例えば1回目のスライドでは、スタッフの紹介から始まり、子どもの行動についての悩み相談、子どものよいところをいかに探すか、などを説明。2回目のスライドでは、子どもの行動観察と3つのタイプ分けが、子どもの行動の特徴やほめ方の例などにより具体的に展開されます。

　発達障害の子どもを持つ親にとって、孤立は最も避けるべきで、悩みを相談できる仲間や専門家の存在がとても大切です。自治体や医療機関のペアレント・トレーニングにぜひ参加してみてはいかがでしょう。

図2 ● ペアレント・トレーニングの進め方がわかるマニュアル

トレーニングを行うスタッフのための「支援者用マニュアル」だが、内容が具体的で、支援を受ける親が読んでも参考になる。スライド形式で、プログラムの内容が具体的に示され、わかりやすい。

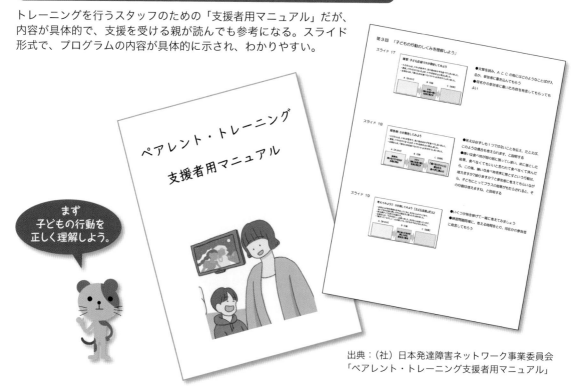

まず
子どもの行動を
正しく理解しよう。

出典：（社）日本発達障害ネットワーク事業委員会
「ペアレント・トレーニング支援者用マニュアル」

第章

ゲーム依存患者の
現実と
どう向き合うか

ゲームより普通の人生を生きたい

■ 中学3年でゲームにはまる

　青山有希子さん（仮名）の息子の翔太君（仮名）が「ゲーム依存」になるきっかけになったのは、中学1年生のときに渡されたスマホでした。スマホでゲームをやりだすようになってから、ゲームは夜10時までと決めたのに守られず、しばしば親子ゲンカするようになります。オンラインゲームを深夜まで、チャットで通話しながら対戦相手とプレイしているようでした。そのうち翔太君は朝も起きられなくなります。

　問題が起きたのは中学3年生のときです。秋の期末テストの日、朝起きられずテストを受けられず、追試テストも受けないと翔太君が言い出しました。クラスメイトとも気まずくなり、顔を合わせにくくなって学校にも行かなくなりました。それまで通っていた塾にも行かなくなります。

　高校受験を控えて、有希子さんは途方にくれました。何とか高校に行かせたいと、公立高校は内申書の内容が悪く、受験してもダメだとあきらめ、私立高校を探します。私立高校の場合は、中学3年の春の内申書まででよく、そのころまでは成績もよかったので内申書の内容もよく、受験したA高校に合格しました。

■ 親子ゲンカで警察を呼ぶ

　A高校は全日制の高校ですが、通いだして1年目、やはり朝起きられなくて、まともに学校へ行けません。そのころは「白猫テニス」（キャラクターを選びテニスで対戦）というゲームに夜中まで没頭し、昼夜逆転

の生活でした。朝、ふとんをひっくり返して起こすとケンカになります。殴るやら叩くやら、手が出る取っ組み合いのケンカです。相手は高校1年生で力も強い。有希子さんの顔にアザができるぐらいですから、暴れる翔太君に危険を感じて警察を呼んだことが二度あります。二度目に警察官が来たとき、警察を呼んだことで翔太君がキレて、もう学校へは絶対行かないと言い出しました。それからは一日中、スマホを手に持ち、トイレも食事中もスマホを手放さず、ゲームに興じている有様です。

■ 父親の対応はうやむやに

　暴力をふるうほどなのに、父親との関係はどうだったのでしょうか。

　父親は、中学生までは好きにさせればいいという態度でした。父親自身も中学生のころにビデオゲームをやった経験があり、「俺に任せろ、お前はもう文句言うな」と言って、ゲームを夜10時までとルールを決めたりしました。

　ところが、その時間を過ぎるころには父親本人が寝てしまいます。注意もできず、そのままうやむやに。中途半端な対応に終わり、それから現在まで翔太君が父親と会話することもほとんどなくなりました。

　有希子さんでも父親でも、翔太君がスマホゲームに夢中になっているときに話しかけると、激しく怒り出して対話が成り立ちません。ゲーム終了時の切れ目のタイミングでなければ、翔太君と一言も話せないという異常な関係で、コミュニケーションがうまくとれない状態が続きました。

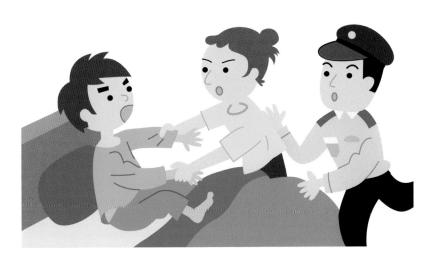

● **親子ゲンカを警官が止める**

朝、起きられない息子を起こそうと取っ組み合いのケンカになり、暴れる息子を抑えきれず警官に止めに入ってもらった。

■ 高校生活はどうなったか

高校生活はどうなったのでしょうか。

翔太君は、昼夜逆転の生活のまま、登校日が少ないものの期末テストだけは受けて、留年は避けるようにしていました。落第の可能性が高くなり、切羽詰まるとゲームから離れて勉強します。テスト前日には徹夜で勉強することもありました。

高校に友だちがいないわけでもなく、学校にいるときは楽しいと言い、人間関係に悩んでいることもなかったのです。人間関係からの逃避先としてゲームを選んだのではなく、ただゲームがおもしろくて、はまっていたのです。

それでも有希子さんが「ゲーム依存」という病気を意識し、治療を考え始めたのは、

高校1年生のとき、担任の先生から翔太君の体力があまりに低く、病院で診てもらってくれないかと頼まれたからです。

意外に思えるかもしれませんが、翔太君は小学生から中学3年まで野球部に所属していた野球少年でした。内向的で家に閉じこもるようなタイプではなく、スポーツ好きの活発な少年でした。ただ、中学3年のときには、野球の練習から帰ってくると、そのまま着替えもせず、すぐにスマホゲームを始めるという生活でした。

高校受験のときにも強い野球部のあるところを探したぐらいです。しかし、入学しても野球部には体力がないため入部できませんでした。中学3年の1年間ですでに相当体力が落ちていたのです。

このころ、夜中にゲームするため慢性的

な睡眠不足、食事も不十分なので栄養不足、体が不調を訴えていたのも無視したため、無理がたたり、ある日、血尿が出たのに、それでもゲームを続けました。

結局、高校の担任教師から頼まれても翔太君を病院へ連れていくことはできませんでした。当人が「ゲーム依存」とは認めず、治療する気がまったくなかったからです。

翔太君は、高校を3年間で無事終了するため、欠席の多いままでは留年しそうなので、通信制のコースに転籍することを選びました。これで期末テストさえクリアすれば、留年することなく3年で卒業できます。

そうして大学受験を迎えたのです。

■「ネット依存外来」を受診して検査

久里浜医療センターの「ネット依存外来」を受診したきっかけは、翔太君の体力が落ちすぎて、ある日、意識が遠のき転倒したことでした。頭脳の状態が悪いのではないかと、本人も不安になり、受診と検査を希望したのです。

有希子さんは、久里浜医療センターのことはすでに調べていて、ようやくネット依存外来を受診できることになり、安堵しました。

検査の結果は予期したとおりです。運動機能検査では同年代の運動能力をはるかに下回り、骨密度も高齢者に近い数値でした。ネット依存外来を受診する患者の平均値とほぼ一致しました。筋力が減少する体力低下はゲーム依存の患者に見られる典型的症状です。

翔太君は最初は入院治療を希望しました。「依存」の治療というわけではなく、大学受験のために、入院してネットとしゃ断された環境で勉強したいと思ったからでした。ところが、病室が個室でないため（二人部屋）、相部屋を嫌い、入院を拒否しました。

以来、本人は同センターを受診していません。有希子さんが必要なとき、患者の家族として、薬をもらうときなどに受診しています。

■大学受験と現在の姿

大学受験は、英語の苦手な翔太君の学力を考慮して、受験科目を減らし、国語と世界史だけで受験できるところを探しました。合格したB大学は、ボーダーフリー（合格率50%のボーダーラインがない、不合格者数が少ない）の大学で、躊躇はしましたが浪人はいやだと入学を決めました。

翔太君は、今（2021年）は大学2年生で、B大学の経営法学部に在籍しています。

大学2年になって、3ヵ月ほど、休みがちな状態が続いています。大学2年の今は、プレイステーション4でオンラインゲームのApex（エーペックス、バトルロイヤルゲーム）に夢中で、やはり朝起きられず、講義を欠席してしまうのです。

バトルロイヤルのような戦争ゲームは、自分の好きなキャラクターを兵士に選び、仲間とチーム（部隊）を組んで、相手チームと戦います。自分がキャラクターになりきり、チャットで仲間と通信しながら敵部隊を撃破していくのです。仲間との連帯感や敵に勝ったときの達成感を味わえるので、

● オンラインの戦争ゲーム

Apex に代表されるようなバトルロイヤルといわれる戦争ゲームは、兵士などのキャラクターを選んで、チーム（部隊）を組んでプレイする。自分が選んだキャラクターになりきり、チャットで仲間とコミュニケーションをとりながら敵と戦う。武器も選んで使えるが課金が必要な場合が多い。

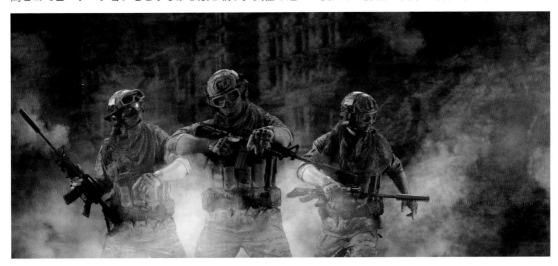

プレイ仲間と部隊を組んで戦う。（画像：iStock）

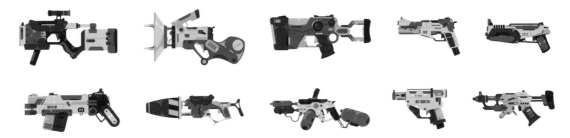

さまざまな武器が用意されている。（画像：iStock）

ついやめられなくなるのです。

しかし、大学は単位が取れなければ留年です。翔太君は、普通に4年で卒業したいと思っています。留年はせず、6、3、3、4年制のなかで普通に卒業し、普通に就職して、普通に生きていきたい。挫折してもやり直そうと考えるのではなく普通の人生を送りたい。そう考えています。

社会に出ると他人の評価も重要になります。本人もそれを心配し、就職活動を有利にするためアルバイトをしていたほうがいい評価につながるとわかっています。就職試験の面接で、バイトもしていないのですか、となれば就職活動が不利になる。有希子さんも大学を休むときにはアルバイトをしてほしいと思っています。バイト先を探

したりしましたが、バイトするには翔太君の体力が不足していて軽作業もできず、実際にバイトするまでには至っていません。

■家族のこれからの対応は

高校3年生の次男がいますが、「俺は絶対兄貴の面倒はみない」と宣言しています。「親が死んだら兄と縁を切る」とまでいいます。次男は、スマホは使っていますが「依存」はないようで、野球部に所属し、スポーツも勉強もそつなくこなしています。大学受験のための予備校も自分で見つけてきたぐらいです。どうやら翔太君が反面教師になったようで、有希子さんの対応も、兄に対する経験もあってか、弟にはうまくいったようです。

有希子さんは、大学の4年間は猶予期間と考えています。大学を卒業したら親の支援は終わり、もう面倒はみないつもりです。働いてスマホ代も自分で払い、家に食費も入れてもらう、と翔太君に通告しています。大学の授業料などの費用は、国の教育ローンを組んで工面しました。ローンの返済は翔太君自身が行います。有希子さんは子どもに甘いばかりの親ではありません。

有希子さん夫婦は、自分たちの老後を考え、介護施設の費用などのための貯金もしています。子どもたちの面倒をみるのは、兄弟2人とも大学を卒業するまでと決めているのです。

■「ゲーム脳」から脱却できるか

ゲームへの渇望をコントロールし、4年間で無事大学を卒業し、普通に就職して暮らしていけるかどうかは、翔太君のこれからの生活と行動にかかっています。

まだ卒業試験も就職試験も控えています。切羽詰まるとやる気を出すという性格から、困難にぶつかってもなんとか道を切り開いていくのではないでしょうか。普通の人生を送りたいという強い意志が翔太君にはあります。

10代の思春期のころは反抗期でもあり、脳の機能でいえば、大脳辺縁系からの刺激を受けた報酬系の興奮が優り、抑制がききにくい状態といえます。報酬系が刺激を受けやすいことが10代の脳の特徴です。

翔太君はその時期にゲームにはまったことで、ゲームに支配されやすい「ゲーム脳」とか「スマホ脳」とかいわれそうな状態ですが、次第に「理性」の前頭前野が優勢になる可能性もあります。翔太君の脳はまだ成長期にあるといえます。成長とともに前頭前野の働きが強まっていけば「依存」から抜け出せるかもしれません。「依存」が軽くなり、ゲームへの執着が次第に弱くなれば、それこそ望みどおりに普通の人生へと歩みを進めていけるのではないでしょうか。

脳は柔軟だから、「ゲーム脳」だって変容するよ。やる気を出せば何とかなるよ。

ゲームとアスペルガー症候群

■ 子どもは「発達障害」

川村芳子さん（仮名）の息子の大輝君（仮名）は、現在（2021年）、19歳。

東南アジアの一角にあるイギリスのC大学分校の「ファウンデーションコース」に在籍しています。海外の大学では、入学準備のために英語力や基礎的な学習スキルを学ぶ1年間の準備期間を設けていて、それを「ファウンデーションコース」と呼びます。日本の大学1年生に相当するといってもいいでしょう。

大輝君がゲームに出合うのは小学1年生にまでさかのぼります。そして芳子さんが大輝君の人と違う「異質性」に気づいたのは、その少し前でした。

いわゆる発達障害の1つであるアスペルガー症候群、いまは自閉スペクトラム症（ASD）と呼ばれる子どもであると、大輝君が診断されたのです。ここでは、以下、ASDをアスペルガーと記述します。

発達障害のADHD（注意欠如・多動症）やASDの特性を持つ子どもがゲーム・ネット依存になりやすいというのは、医師の間でも意見が一致しています。

芳子さんは、ゲーム・ネット依存をアスペルガーの二次障害ととらえています。ゲーム・ネット依存の治療に対する芳子さんの考え方は明快です。治療はあくまでアスペルガーの症状をやわらげる、ゆるやかにするためのものであり、ゲーム依存と戦ってもしかたない、本質はそこではないと考えるのです。

アスペルガーという特殊な性癖を持っているからこそ、ゲームに向いている、本人も苦しい、だからかわいそうなんだと。芳子さんはそういう本人に伴走し、手助けすることで、アスペルガーそして「依存」に立ち向かっています。

■ リハビリでゲームに習熟する

大輝君は小学1年生のとき、クモ膜下出血を起こし、手術後、運動機能障害などの後遺症が残らないようにベッドの上でリハビリをしなければなりませんでした。そのために任天堂の携帯ゲーム機DSを使い、目と手の運動のために、ベッド上でゲームをやり続けました。

ほぼ1年間、自宅療養でゲームをやり続け、とても上手になりました。当時のゲームは「スーパーマリオブラザーズ」です。そして1年たって小学校に戻ります。大輝君はアスペルガーですから、学校ではリーダーにもなれないし、パッとしない子です。「ドラえもん」の登場人物「のび太」です。そんな「のび太」でも称賛されることがあり「スーパーマリオブラザーズ」がむちゃくちゃ上手だということ。リアルな世界ではパッとしない、社会性がない、コミュニケーションも下手な子が、DSではみんなができないことができるのです。

大輝君は、ネット依存のひな型みたいなもので、ネットの世界では他人から称賛され、承認されて、「のび太」が一躍ヒーローになれるのです。

このころからDSでも通信ができるようになりました。子どもたちがゲームの世界

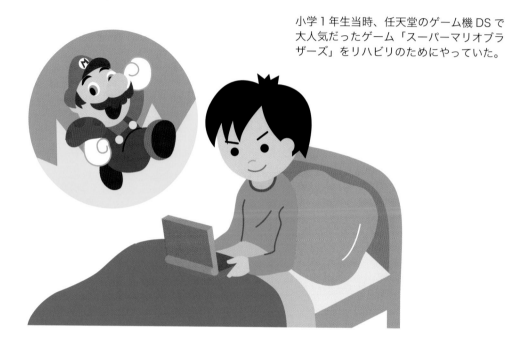

● ベッドの上でゲーム

小学1年生当時、任天堂のゲーム機DSで大人気だったゲーム「スーパーマリオブラザーズ」をリハビリのためにやっていた。

の中で待ち合わせしたりするようになる、何時何分に待ち合わせてゲームをやろうと約束します。1、2時間前のリアルな学校生活では「のび太」なのに、ゲームの世界ではヒーローになれます。学校とゲームの世界ではまるで別人です。これではゲーム依存になっていくのもしかたありません。

芳子さんから見ると、小学校までは親の言うことも聞くし、目もとどきます。宿題もやるし、忘れ物もしないし、朝もちゃんと起きられる。まだ親が子どもの生活をコントロールできていました。

中学校から事態は急変する

では、中学校からどうなったでしょうか。ゲーム依存のほかのみなさんの子どもとほ

とんど同じですと芳子さん。「子どもを取り替えても気づかないよね」と。

学校から帰ってきて夕飯までの時間の過ごし方、みんなが寝るころの夜の時間の過ごし方、朝起きられないこと、みんなそっくりだといいます。大輝君の「依存」の状態は中学生になって急速に悪化します。

大輝君は、食事も箸は使わないで、手で食べます。箸を使うとゲーム機を一度手から離さないといけないので、手でつかんで食べられるものしか食べません。のり巻きとかサンドイッチとか、手でつかめるものはゲーム機を持ったまま食べられます。ゲームのコントローラーに手のアブラや汚れがつかないようにしたい。だから手の汚れない食べ物がいいわけです。

ゲーム依存の子はみんな共通して野菜ジュースをよく飲むそうです。なんとなく体によいと思っているのです。彼らには、食事は錠剤1つで全部の栄養素が摂れるのが理想です。

ゲームが常に主役で、食事もゲームしながらとり、低血糖の状態が続きがちでエネルギー不足で体力がなく、ゲーム以外のときは頭もぼんやりしています。慢性的な栄養不足となり、その影響から体調もよくありません。

■ 久里浜医療センターを受診

中学校からは学習量が飛躍的に増えます。もともと頭は悪くないので、小学校までは一夜づけでも問題が解けたのに、中学2年、3年になるとそうはいかなくなります。

大輝君は、いつも眠い、かったるい、疲れる、基礎体力がない、楽に遊びたいが楽に遊ぶと体力もつかないというジレンマに陥ります。思春期というだけでなく、中3ぐらいになると今までどおりの生き方では通用しなくなってきます。一夜づけで、寝ないで学校に行こうと思うが、ちょっと寝るともう起きられない。オレはもうだめだと思うと、あきらめて、なんでも投げやりになります。

そんな大輝君が、久里浜医療センターを受診したのは、中学2年のときです。依存の症状がひどくなり、自分で「ネット依存」を治療してくれる病院をネットで調べ、自分で受診の手続きをしました。それぐらい、追い込まれていたのです。

高校受験が控えていたため、入院もし、

同医療センターが実施する治療キャンプにも参加しました。

入院やキャンプの前にはこれが最後と集中的にゲームをします。アルコール依存患者が、入院前に残っている酒をトイレに捨てないで全部飲むのと同じことです。

しかし、入院したからといってゲーム依存がすぐ治癒するわけではありません。大輝君と芳子さんの「依存」との戦いは続いていきます。

■ アスペルガーの特性が問題になる

大輝君の場合、何かを成し遂げるまであきらめずに辛抱するということができません。発達障害だから、アスペルガーだからでしょうか、あと一歩というところが乗り越えられません。

芳子さんは、大輝君に伴走するかたちで手助けをします。大輝君のスケジュールをチェックして、先のことを予測しながら、例えばカレンダーに印を付けて何月何日までにこうだから、こうしようと指針を示します。大輝君が達成すべきことを最後まで成し遂げられるよう誘導していくのです。

また、発達障害の子の共通点は「眠れない」ことです。どうしたら眠れるか、日中の生活を調整しながらなんとか寝かせられるように工夫します。夜寝られたらゲームしないですみ、ほかのことに集中できます。

発達障害の子どもには、人より優れたラッキーな点もあります。好きなことには並外れた集中力を発揮し、研究者などに向いているといわれます。著名なスウェーデンの

若き環境活動家グレタ・トゥーンベリは学者顔負けの科学的知識を持ち、アスペルガー症候群であることを公表しています。

アスペルガーは日本ではマイナスのイメージが強いですが、海外ではプラスのイメージがあり、肯定的にとらえられています。日本の学校教育は遅れていて、アスペルガーをマイナスにしか考えていないと、芳子さんは言います。

大輝君は小学校4、5年から感覚過敏が顕著で、音や匂いに敏感でした。形に対しても人と感じ方が違います。分度器や定規もみんなと同じ物が使えず、たまたま大輝君の学校は自分の好きな定規を使ってもよかったので助かりました。

■日本の学校の価値観から外れる

日本の小学校では、学習した情報をノートに書くのに2Bの六角形の鉛筆でなければならないそうです。ボールペンはダメ、2Hの鉛筆もダメ、2Bを使うのがよく、みんなと足並みそろえる子がよい家庭のお子さんだとされる。芳子さんは自身の体験から、みんなと同じようにできる子がよいという価値観で学校教育が行われていると言います。

給食が辛いという子が日本には何万人もいます。それなのにクラスごとに給食の残飯率を出し、低いことを賞賛する学校が少なくありません。世界には満足に食べられない子がいるといって、教育目的で給食を利用する。すると、どうしても給食が食べられない子は「悪い子」になります。

こうしたことが子どもには毎日ストレスになります。感覚過敏なアスペルガーには、教科書の匂い、騒がしい会話、窓からのまぶしい日差しなど、学校でさまざまなストレスを受け、そのストレスから逃げるためにゲームをするようになるのです。

■戦争ゲームにとりつかれる

大輝君は中学生で戦争ゲームにとりつかれました。ヘッドフォンをつけてゲームの世界にいると、聴覚が研ぎ澄まされ、小さな音も増幅されて、画面を見ているだけで背後に強い風が吹いていることも感知できます。敵の気配を察しようと感覚が異常に過敏になる、そういう世界の中で何十時間も過ごすようになりました。

過度の集中、過度の覚醒状態のなかで、毎日戦争ゲームをやっていると、いつ自分が殺されるかという緊張の中に長くいるのと同じになり、お腹も空きません。定期的に食事をしないで、食べるときには一度に手づかみでどっと食べる。ゲームのコントローラーを放したら自分は死ぬと感じる。過度の集中、覚醒状態で、毎日戦争に行っているから、疲れない、眠くならない、お腹が空かない、痛みも感じず、痛みをキャッチできなくなる。風邪をひいて頭痛があっても、ゲームをやめられなくなるのです。

過度の集中はアスペルガーの特性です。

オンラインの戦争ゲームはチームプレイが多く、ゲームの中で役割分担があります。歩兵だったり、隊長だったりしますが、一度休むと自分の席がないことがある。ゲームに戻ってもチームに入れなくなるのです。

● リアルな戦争ゲーム

戦争ゲームは、実際の戦争を参考にしてつくられ、チームを組んでプレイするものが多い。
画像は精緻で、臨場感あふれるものになっている。ベトナム戦争を題材にしたものもある。

（画像：iStock）

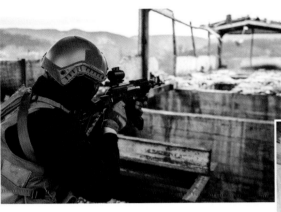

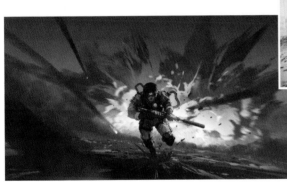

（画像：iStock）

（画像：iStock）

それで自分の身を削ってでも毎日ゲームに参加するようになります。

　ゲームが一番盛り上がる時間帯は夜10時〜12時、「ゴールデンタイム」です。仕事から帰ってきた年長者などが参加してきます。ところが、地球には時差があるので、世界中の人がゲームに参加できるとなると、ゴールデンタイムがずれていき、朝まで続くことになる。毎日24時間「ゴールデンタイム」になります。だから朝までゲームをしてしまう。土日に集中してゲームをす

ると、月曜日の朝、寝ないで学校に行きます。火曜、水曜もがんばって学校に行くが、木曜はもう疲れて行けない、金曜も行けず、土日になるともうダメ、ゲームの世界に囚われてしまいます。

　これで1週間の生活パターンが決まってしまいます。

　普通の子はある程度、ゲーム時間や生活をコントロールできますが、コントロールできない子、アスペルガーのような子が「依存」に陥りやすいのです。大輝君が久里浜

医療センターを受診したのは、このころのことです。

■ 戦争ゲームの怖さ

ゲーム機の性能アップや絶え間ないソフトのアップデートで、戦争ゲームはますますリアルになり、刺激的になっています。プレイヤーが飽きることがないようゲームのほうが常に進化しています。脳の「報酬系」が強く刺激され、抑制がきかず感情を爆発させることも珍しくなくなります。

毎夜、大輝君は戦争ゲームの世界へ入っていきます。夜中に奇声を発しながらゲームに熱中します。「やれ、殺せ！ 撃て撃て！ あいつらみな殺しだ！」。

芳子さんは、深夜、大輝君の声を聞いていて、ほとんど恐怖を感じたそうです。ゲームの世界に入り込んでしまうと、本を読んでいるときとはまったく違う、閉鎖空間における異質な体験をしているのだとわかってきました。

戦争のおぞましい映像や写真が記憶の底から甦ってきました。ベトナム戦争のとき、アメリカ兵が敵のベトナム兵の耳を切り取ってネックレスにしていたのを思い出します。それは勲章でした。また、死んだ子どもの腸を引きずり出してにっこり笑って見せたアメリカ兵もいました。芳子さんは、大輝君がゲームの中でそういう感覚に慣れてしまうのではないか、と危惧したのです。

戦争から帰ってきたアメリカ兵が、うつ病になったり、過度に暴力的になったり、多くの帰還兵がなんらかの精神の障害を負っています。大輝君にも同じ症状が現れ

るのではないか、芳子さんの怖れと不安は大きくふくらみました。そこで、芳子さんは思い切った行動に出ます。

■ ベトナムへ「戦争」を 見に行かせる

中学3年の春休みに、大輝君を一人でベトナムに行かせたのです。

大輝君はホーチミン市にあるベトナム戦争を記録した「戦争証跡博物館」に行きました。戦禍の中の多くのむごたらしい写真を大輝君は見ました。これが本当の戦争なんだと、悲惨な現実を突きつけられます。ベトナムの病院でボランティアもしました。大輝君は、枯葉剤のせいで生まれつき障害をもった子のケアの手伝いをし、お風呂に入れたり、食器洗いをしたりしました。

ベトナムから帰ってきて、大輝君は憑き物が落ちたようにピタリと戦争ゲームをやめました。

翌年の春休み、今度はカンボジアに一人で行きました。ポルポト政権による凄惨な内戦の跡を見学し、現地で奉仕活動にも参加しました。

中学3年から高校1年にかけて、大輝君は劇的に変わっていきました。芳子さんが意図したわけではなかったのですが、結果的に、ベトナム行きは自分自身を変化させる動機づけになりました。

もともと勉強はできたほうで、成績もよかったのです。アスペルガーであるために、現実の集団社会の中ではみんなに合わせて適切な反応ができず、自分を十分に活かせるゲームという仮想世界へと向かっていっ

● ベトナム戦争を記録した「戦争証跡博物館」

ベトナム、ホーチミン市にあるベトナム戦争の詳細を記録した博物館。大砲や爆弾などの遺物や戦争の報道写真を多数展示。野外にはベトナム戦争で使用された航空機や戦車も展示されている。

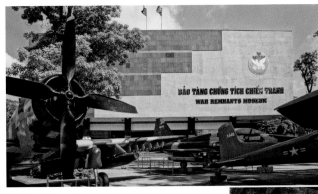

（写真：iStock）

ベトナム戦争で使用された米軍の
ヘリコプター。（写真：iStock）

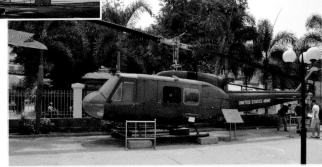

たのです。

大学受験で感じたこと

　高校３年になって大輝君は大学受験を迎えます。芳子さんは大学説明会に参加し、アスペルガーを受け入れてくれるかどうか、聞いたりしました。某有名私立大学の説明会では、教育学部の教授がアスペルガーに関心を示し受け入れたいと申し出たのに、入学希望の社会学部の学部長が発達障害の子を受け入れる態勢が整っていないと、入学を拒否しました。

　芳子さんは、小中高の体験で、日本の教育現場がアスペルガーに対して理解が進ん

でいないことを痛感してきました。大学なら多様な個性を活かしてくれるだろうと期待していたのですが、あっけなく期待は外れました。

　大輝君は、日本の大学にこだわる必要はないんだと、自分で海外の大学を調べ、冒頭に紹介したＣ大学の東南アジアの分校に入学したのです。

　芳子さんは、自分の子どもが「ゲーム依存」によって廃人にならないですんでいるのは、アスペルガーとわかっていて自分が大輝君と伴走してきたからだと言います。

　芳子さんの「依存」との戦いはまだ続いています。

サポート校で「依存」が改善

■中学3年から不登校になる

倉石美里さん（仮名）の息子の隆史君（仮名）は、中学2年のとき、あることがきっかけで学校をずる休みするようになり、休んだ日はゲームばかりしていました。そこから成績がどんどん悪くなり、中1で30日だった欠席日数は、中2で60日になり、中3になると最初の1ヵ月だけ登校したあと、二度と登校することはなくなりました。

あるきっかけとは、英語の授業で、もともと舌足らずな隆史君がうまく発音できず、クラスのみなや先生に笑われたことです。本人はそうとは言いませんが、それから学校を休むことが増え、美里さんは原因はそれだろうと推測しています。英語の先生とは相性も悪いのか、隆史君の英語の成績も一気に落ちました。

中学2年の冬、学校を休みはじめ、家でゲームばかりに没頭する隆史君を見て、美里さんは「ゲーム依存」ではないかと心配し、久里浜医療センターを受診します。隆史君本人は「ゲーム依存」ではないと反発し、もう学校へ行かないと言い出し、それから本当に不登校になってしまいました。

■「発達障害」の疑いもあった

ただ久里浜医療センターを受診したことは、後でも触れますが、美里さんにはとてもよい体験になりました。

美里さんには、それまでも隆史君が「発達障害」ではないかという懸念はありました。以前にカウンセラーに相談したとき、ADHD（注意欠如・多動症）のなかでも、「多動性」はないというので、ADD（注意欠如障害）ではないかといわれたそうです。久里浜医療センターのA医師からはアスペルガー症候群（自閉スペクトラム症：ASD）ではないかと指摘されました。

本人は、自分のことはなかなか本当のことを言いません。隆史君の中学時代の学校生活が、本人の言うこととどこまで実態と合っていたか、美里さんにはわかりません。本人は「引きこもり」ではないと言い、「社交的」で友だち関係はよかったと主張します。その反面、オンラインゲームは友だちにつきあって明け方までやってしまい、朝起きられず、学校へは行けません。そんなことの繰り返しでした。

中学3年で、不登校になった隆史君はテストも受けず、成績は「オール1」になります。でも、隆史君は高校へは行きたい。友だちも高校へ行くのだから自分も行きたいと訴えます。内申書の内容は最悪ですから、公立高校はあきらめました。私立高校でいいところはないか、隆史君は自分で探しはじめます。

■「サポート校」へ入学

普通の高校とは違う「サポート校」を自分で見つけ、見学もして気に入りました。

サポート校とは、全日制、通信制など複数のコースで、途中で挫折せず3年間で卒業できるように学習面、生活面、精神面でサポートする高校です。不登校やいじめの体験者などが主な対象で、レポートやスクーリング（短期出席で面接指導）、テストを受けて単位を取得すると、高校卒業資格が得

● サポート校で自己評価がプラスに

サポート校では、個別にきめ細かい学習指導がなされ、クラスの生徒が生徒に教えることも推奨されている。それまで否定的だった自己評価がプラスに転じることも多い。

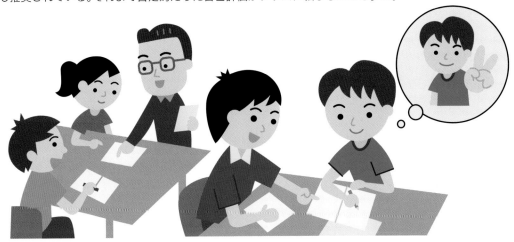

られます。学習塾や予備校、専門学校などが経営しています。

　高校を探す条件は、通学距離が短いこと、通信制ではないことでした。生活時間の自己管理ができないとオンライン授業が受けられないため、隆史君は通信制ではないほうがいいと判断しました。

　美里さんもサポート校の説明会に出ています。最初、発達障害の子には難しいのではと思いましたが、長年、学校に来られない子をサポートする学校だと説明されて納得しました。東大は難しいが、早稲田、慶応など東京６大学ぐらいなら合格できるともいわれました。その子ができる部分をテストで調査し、教え方を工夫して、できない子でも拾い上げる。全日制、フレックスタイム制、通信制があり、学校をやめなくてすむようにサポートするといわれて、入学を決めました。

　隆史君は、再び通学できるようになりました。

■ 自己肯定感を持てるようになる

　現在（2021 年）、隆史君はサポート校の高校３年生。ゲームは相変わらずやりますが無制限ではなく、自分の意志で勉強します。学校にはアスペルガーの子が多いので、友だちもできました。なかでも仲のよい子が賢い子で、理系の大学をめざすというので、自分も理系をめざすようになりました。

　引きこもりにならなくてよかったと美里さんは安堵しました。

　身体面、健康面での心配はあります。現在、隆史君は身長 173cm、体重 46 〜 47kg。運動しないため筋肉がつきません。寝たきり老人に近い生活で、勉強はするけれど、体力がつかない。父親も同じぐらいの身長で

痩せているので、隆史君も、もともと細身の体ではありましたが、痩せすぎには違いありません。大学に入ったらカッコ悪いから、筋トレしようとも言い、おしゃれにも興味を持ちはじめました。

今は大学受験という目標が決まっています。理系大学をめざすという道筋が見えています。道筋が見えれば努力するし、それができる子だと美里さんはいい、サポート校に入学してよかったと思っています。自分に合う先生とも出会えたようです。自己肯定感が弱かった隆史君が、自分なりの価値観を持ち、自己肯定感が強くなりました。隆史君が通うサポート校は、教育心理学の資格を持つ先生が多く、生徒をよくサポートし、自己肯定感を持たせてくれると美里さんは感じています。

隆史君が在籍していた中学の先生は、勉強の目的はよい高校に入ること、としか言わないし、相談しても、のれんに腕押しの感じで理解してもらえない。話しがかみ合わず、こういう先生にアスペルガーの息子の教育は難しいかもと思ったそうです。

■ 不登校のとき、本気でケンカする

隆史君の中3から高1にかけて、特に不登校のころ、美里さんは本気で親子ゲンカをしました。朝、起きなければ力づくで布団をはいで起こします。手を上げて叩くぐらいは日常的行為でした。親は子どものことを一番に考える。手を上げる親の悲しさをわかってほしいと思いました。自分はもう60歳に近くなる、お互いに話しができ

る状況をなんとしてもつくりたいと。

思春期の子どもと戦うには空手を習っておけばよかったと、同じような悩みを持つ友だちの母親が言っていたそうです。

美里さんは、NHKドラマ「坂の上の雲」で見たシーンを思い出したそうです。司馬遼太郎原作のこのドラマは、明治期、日露戦争までの秋山好古・真之兄弟を中心に若き俊秀たちの成長を描いた物語です。日露戦争で、兄の好古は陸軍で騎兵を指揮しコサック騎兵を撃破、弟の真之は海軍で参謀として日本海海戦を勝利に導きます。

真之が子どものころ、いたずらで花火を投げ騒動を起こしたことがありました。それを知った母親が短刀を持ってきて、真之に、ここに座れ、私も死ぬからお前も死になさい、と叱ったのです。武家とはいえ昔の母親はそこまでするか、と美里さんは思いました。子を叱るとき、親も本気を見せることが大事だと思ったのです。

■ 家族はどう対応したか

美里さんには、隆史君の下に2人の弟がいます。「お兄ちゃんは病気だから、私と仲よくしなくてもお兄ちゃんとは仲よくして」と弟たちに伝えました。家族だから、家族としてまとまっていこう、家族のつながりを大切にしたいと、家族一緒にキャンプに行ったりしました。

狭い家だから、兄弟に個室はなく、子どものいる相部屋は開放されていて、子どもの生活ぶりはいつも観察できるのです。

サポート校のクラスの友だちの親に聞いたところ、親が金を出してスマホを与えた

のだから子どものスマホを親が見て当たり前、親の管理は当然だといいます。子どもの昼夜逆転を止めるのが一番大変で、親はスマホの使い方に介入するだけのエネルギーを持つ必要があるといいます。

美里さんは看護師の資格を持っていて、病人のケアが大変なことはよくわかっています。今は仕事を減らし、看護師の仕事もしていません。子どもと相対する時間を多くつくっています。自分は強く出て、生活を管理する立場。一方、父親は優しい人で、息子にも優しく接します。父親が散歩に誘うと隆史君は素直に一緒に行くそうです。

叱る役割は男親がいいか、女親がいいか、わかりませんが、美里さんは自分がその役割を受け持ちました。父親はゲームのことには口出ししません。

高校に入ってすぐに、隆史君はハワイに2週間の短期留学をします。最初は尻込みしていましたが、美里さんも息子の世話を休みたかったし、強くすすめて行かせました。その結果、本人は楽しかったし、自分とは違う人たちと接することができたと喜んだそうです。高2になったとき、内申書の内容をよくするためもあって、生徒会役員になりました。隆史君は、少しずつ「ゲーム依存」から抜け出していくようです。

■久里浜の「家族会」が支えになる

中学2年の冬に久里浜医療センターを受診したとき、隆史君がいやがったので入院はせず、外来だけに通いました。隆史君の生活をある程度コントロールできていたか

らです。同医療センターが実施する治療キャンプには参加させました。

美里さんは久里浜医療センターにきて本当によかったと思っています。一番うれしかったのは、Bソーシャルワーカーなど医療スタッフが、自分が息子とケンカしながら対話を続けたことを肯定してくれたことです。それまではカウンセリングを受けても、カウンセラーが話をするばかりで、自分の思いをわかってほしいのにこちらの話は聞いてもらえない。「依存」の子を持つ親は、自分の育て方が悪かったのではないかと、自己否定的な気持ちになっていることが多いのですが、久里浜の医師たちは、ケンカしながらわかり合おうとした自分のやり方を否定しなかったのです。

美里さんは、久里浜医療センターの対応は、素晴らしいと思っています。久里浜にきて学んだケアのしかたをこれからも実践していくつもりです。

「家族会」の存在も大きかったそうです。「依存」の子を持つ親は、誰にも相談できず孤立しがちです。普通の子の親と話してもただ「かわいそうね」としか言いません。理解してもらえないのです。

家族会で、ほかのみなさんの話を聞いていると、自分も救われる。自分と同じような人も違う人もいるけれど、いろいろ聞いてお互いにわかり合えるのです。

「依存」に悩む親たちが、誰とも話せないままでいると、親の気持ちのほうが暗く不安になり、子どもにもよい影響を与えません。だから、家族会の存在はとても大切なのです。

ゲーム依存の家族支援で重要なこと

■ 医療機関を早く受診する

患者さん自らがゲーム・ネット依存を疑い、医療機関の扉を叩くことは稀で、多くの場合は家族からの相談がきっかけで、受診、診断、治療となります。ゲーム・ネット依存は、特に青少年では進行が早い病気です。依存状態が長引けば長引くほど、回復が難しくなります。患者さんがこの病気に向き合って、治療に踏み出すためにも家族の支援は欠かせません。支援の当面の目標は患者さん本人に医療機関を受診させることです。

そのために患者さんを抱える家族としては、ゲーム・ネット依存にどのように向き合っていけばいいのでしょうか。

まずは、この病気について正しく知っておく必要があります。

■ 思春期の脳を理解する

すでに繰り返し触れてきたように、私たちの行動は脳の中心部分にある大脳辺縁系と前頭葉の前頭前野によってコントロールされています。通常は「理性」をつかさどる前頭前野が優勢な状態で、脳のバランスがとれていますが、依存状態の人の脳は「本能・感情」をつかさどる大脳辺縁系が優勢となっています。

ここで理解しておきたいことは、そもそも思春期の脳機能は、前頭前野よりも大脳辺縁系のほうが先に発達し、優勢の状態にあるということです（図1）。

発達段階にある10代の脳は、刺激を強く求めており、衝動にブレーキがかかりにくい状態にあります。具体的には自制や根気、感情抑制、マルチタスクは苦手で、脳が「報酬系」の刺激

図1 ● 思春期の脳機能

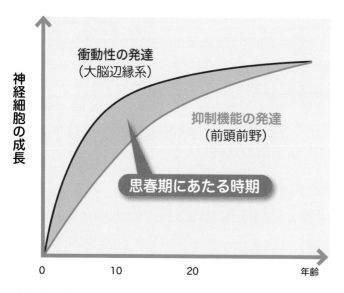

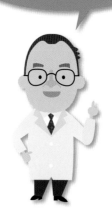

思春期の脳は
大脳辺縁系の欲望が優勢だけど、
歳を重ねるとともに、
だんだん前頭前野の理性が発達して、
抑制がきくようになる。

出典：吉田精次（藍里病院副院長）「ネット依存の家族支援」

を強く感じやすいのです。

　脳の「報酬系」が刺激されやすいとは、例えば、アルコールや薬物のような依存性の高い物質に対しては、成人よりも「報酬系」が影響を受けやすく、アルコール依存症や薬物依存症になりやすいということです。このことは実際に多くの研究で示されています。これはネットやゲームなどの「行動嗜癖」にも当てはまります。

　想像してみてください。スマホと脳の関係で見てみると、脳は常に新しいもの好きで、ネットゲームをするということは、脳の「報酬系」に快感をもたらす物質ドーパミンを、毎日何千回と注射しているようなものです。

　一方で、学習効率に関してはピークにあり、理性的に考える力も芽生えつつあるため、一度に一つずつ、ていねいに、視覚に訴えるような方法で具体的に説明していけば理解してくれるはずです。

　こうした脳の状態にある思春期には、会話が減る、イライラしている、注意されると怒る、

図2 ● 10代の脳

10代の脳の大きな特徴は、大脳辺縁系（興奮系）の成長が、前頭前野（抑制系）の成長よりも早いこと。「ブレーキ」より「アクセル」の働きのほうが優っている状態にある。だから衝動にブレーキがかかりにくい。一方で脳の成長そのものも早い。脳の神経ネットワークを増やすシナプス（神経の結合点）が急増する。つまり知識を吸収しやすく、学習効率も高くなる。本来、学習に適している脳なのだ。10代の脳の長所も理解して子どもとつき合うことが大切である。

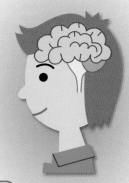

10代の脳はシナプス（神経の結合点）が急増する「刺激渇望マシン」

神経の他の部位に刺激が伝わるスピードが遅い

衝動にブレーキがかかりにくい

抑制系より興奮系が強い

学習効率はピークを迎えるが、自制、根気は苦手

理性的に考える力は15歳でほぼ完成するので、理解力はある

出典：吉田精次（藍里病院副院長）「ネット依存の家族支援」

嘘をつく、昼夜逆転し、食生活が乱れるなどの現象が見られることがありますが、これらはゲーム・ネット依存に見られる問題行動とほとんど重なります。

ゲーム・ネット依存の背後には思春期・反抗期に特有の現象が存在し、両者の関係性にも目を向けておきたいところです。思春期特有の反抗的行動と、ゲーム・ネット依存傾向に見られる反抗的行動とを見極めながら対応しなくてはなりません。

10代の脳の特徴（**図2**）に見るとおり、「理性的に考える力は15歳でほぼ完成する」のです。反抗的な側面ばかり見るのではなく、理性的な面にも目を向けましょう。

■「依存」対応の3つのステップ

さて、患者さん本人がゲーム・ネット依存に向き合い、医療機関を受診する段階までこぎつけました。治療を開始するにあたり、そのサポート役として重要な役割を担う家族にも、依存治療の基本的考え方を理解してもらう必要があります。

まず、ゲーム・ネット依存の状態から変化させるためには、「転換」「決心」「行動」という3つのステップがあることを肝に銘じておきましょう（**図3**）。

お子さんの状態を見ながら、これまで「まだなんとかなる」と思っていなかったでしょうか？　お子さんのゲーム・ネット依存のためにこれ以上何かを失ってもいいのでしょうか？

失いたくないのであれば、今こそ、環境を「転換」しましょう。そして、「決心」するのです。決心を妨げる要素は徹底して取り除きましょう。とはいっても「決心」とは移ろいやすいも

のです。即、「行動」に移してください。

ただし、依存の治療は単純ではありません。例えば、アルコール依存症の患者さんに治療者として接するときを考えてみましょう。患者さんに最初から「飲酒をやめることは正しい。飲酒を止めるのは当然だ」という気持ちで対応すべきではありません。患者さんは「なぜ依存症になるまで飲むのだろうか、この人にとっての飲酒の必要性は何なのか、手放せない理由がきっとあるはずで、それを理解することが大事だ」と考えて接するべきです。

止めるのが正しいという結論ありきでは単なる押しつけであり、治療にはなりません。

依存は診断がつけば治療が進むわけではありません。アルコール依存症は「物質依存」ですが、ゲーム・ネット依存は「行動嗜癖」です。「物質」の摂取を断てば「依存」が回復するというわけではなく、したいと欲する行動をどう制御するかが問われます。脳の報酬系に「報酬（刺激）」を提供してくれる、しかも習慣化した行動を修正していくには、合理的な考え方と方法が必要です。指摘や指導をするという気持ちではなく、患者を理解し、サポートしていく姿勢が何より大切となります。

■ 問題解決の糸口は「対話」

依存の治療を行ううえでの基本的な考え方をまとめておきましょう。

特に患者さんが10代の子どもの場合は安易に「診断名」をつけないようにします。

また、「依存」を患者さん本人の問題として扱い、本人の依存傾向だけを治療しようとする考え方だとうまくいかない結果に終わります。

依存になると「一生完治しない」と思うとしたら根拠のない誤った決めつけであり、適切な

治療を行えば依存は回復します。

　表面に現れている問題行動のみにとらわれず、視点を変えて問題を見直してみましょう。

　ゲーム・ネット依存は家族や周囲の人間関係の一つの現れとして見ることができます。つまり、問題解決の糸口は家族を含めた周囲との関係性、そして対話にあるといえます。

　子どもさんが、今どのような社会的環境にさらされているのか、対人関係はどうなのか、子どもさんを孤立させず、状況を理解し、親子や兄弟など家族で向き合える、対話のある関係をつくりましょう。

　次ページからはその具体的な方法について見ていきます。

図3 ●「ゲーム依存」から抜け出すための3つのステップ

❶ 転換
「まだなんとかなる」から「もうだめ」と考えを変える

「依存」の子どもを見て、ためらってばかりいくは問題は解決しません。子どもを取り巻く環境を今までとは違うものに転換しましょう。

❷ 決心
変化のチャンスをつかみ、「自分で決める」ことが重要

「依存」を断ち切るため、自分が変化することを自分で決心するように導きます。決心を妨げる要素は徹底的に排除します。

❸ 行動
決心は移ろいやすいため、「即、動く」ことが大切

変化することを決心したら、すぐに行動に移しましょう。外来治療でもなんでも、医療施設などアクセスがよい相談先を選ぶと動きやすいです。

出典：吉田精次（藍里病院副院長）「ネット依存の家族支援」

家族はどのように対応するか

■ 家族のほうから関わり方を変える

　家族の誰かがゲーム・ネット依存に陥ってしまったら、具体的にどのように対応すればよいのでしょうか。

　特に患者さんが子どもの場合、「いい加減にゲームを止めなさい」「ご飯をちゃんと食べなさい」「早く寝なさい」など、怒りの感情を含んだ言葉で、その子を責めることになりがちですが、これでは依存状態にある子どもがゲームを止めるわけなどなく、反抗的な言葉が返ってくるだけです。そこでさらに家族が責め立てると、激昂し、暴言・暴力につながりかねません。感情が爆発しやすいのです。

　では本人の行動をエスカレートさせないためには、腫物に触るように遠くから眺めているほかないのでしょうか。同じ屋根の下でそのような生活が続くようでは家族も疲弊していきます。また放っておかれると、思春期の子どもは、自分が見捨てられたように感じることでしょう。

　患者さんと家族の関係を改善するためには、家族が患者さん本人との関わり方を変えていくことが重要です。

　周囲の家族からすれば、1日の大半をゲームやネットに費やすことで、勉強や仕事に支障が出ないかと心配になり、小言や説教に始まり、それでも改善されないとパソコンやスマホを無理やり取り上げたくなるかもしれません。

　しかし、ここで無理にスマホなどを取り上げると、子どもは暴言や暴力をふるうようになり、なかにはゲームをするためにネットカフェで無銭飲食したり、パソコンなどの万引きで捕まるケースも見られます。家庭内において無理やりスマホなどデジタル

● 対応の指針

家族が陥りやすい傾向

- 先に言いすぎる
- 言葉が多すぎる
- 正論で攻める（責める、脅す）
- 力ずくでやめさせようとする
- 相手の気持ちを聞かない
- できないことばかり指摘する
- 最後には怒鳴る

望ましい態度

- 近づきやすい態度
- 穏やかな態度
- 相手のことを知ろうとする態度
- 現実的な態度

家族がゲーム・ネット依存の子どもに対するとき、「陥りやすい傾向」を列挙した。こうならないようにするのが「望ましい態度」であり、これを常に念頭において対応する。

出典：吉田精次（藍里病院副院長）「ネット依存の家族支援」

機器を取り上げることは禁物です。

また、患者さんにとってゲームやネットは、本当に単なる遊びなのでしょうか？

家庭や学校、職場に問題があり、その避難先がゲームやネットの世界なのかもしれません。ゲームやネットが本人にとって何か意味を持っているのではないかを考えてみることも大切です。

■「対話」で治療の下地づくり

まずは家庭内を見つめ直してみましょう。仮に家庭の中に理由があったとしたら、それを責めるのではなく、改善していけばよいのです。

患者さん本人との会話がほとんどなくなってしまった家庭もあるかと思います。まずは「おはよう」「行ってきます」「ありがとう」という挨拶のかけ声から、会話の糸口を探していきましょう。最初は会話にはならないかもしれませんが、家族の言動の変化が本人の変化のきっかけになります。徐々に会話を重ね、対話によって「ゲーム・ネット依存」という問題に対処していく下地をつくっておくことが後の治療のためにも大切となります。

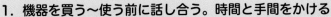

● ルールづくりの 10 のポイント

ゲームやネットをしない時間をつくることは、依存の予防のためにも重要です。そのためには家庭内のルールづくりが不可欠ですが、親が子どもに一方的に押しつける形のルールでは、子どもとして素直に応じたくはないでしょう。できるだけ子どもに主体性を持たせ、子どもの意向を組み入れたルールを一緒につくるようにしましょう。ルールづくりの 10 のポイントを以下に紹介します。

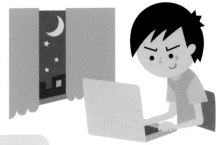

深夜のゲームを減らし、睡眠時間を確保する。

1. 機器を買う〜使う前に話し合う。時間と手間をかける
2. デジタル機器の所有権は大人に
3. 上手な「おしまい」を身につける。守れたことに報酬
4.「先にいつ宿題を済ませてから」はうまくいかない
5. 短かすぎる時間設定にしない
6. 次にいつ使えるのかを明確にする
7. ゲーム時間を「交換可能財」にする
8. 機器を取り上げる方法を事前に決める。一貫性が大事
9. ネットから離れていたいときにサポートする
10. 睡眠時間の確保

出典：吉田精次（藍里病院副院長）「ネット依存の家族支援」

大切なコミュニケーションスキル

――これ以上学校を休んだら留年だよ。卒業できなくてもいいの？

――夜中までゲームしていたら、朝起きられないのは当然。なんでそれくらいわからないの？

このような言葉をかけられた子どもは、どのような感情を抱くでしょうか。ここではゲーム・ネット依存者とのコミュニケーションについて、吉田精次医師（藍里病院）の指導に従い、会話の具体例を交えて紹介していきます。

コミュニケーションの基本は以下の5つです。

1. "私"を主語にして話す
2. 簡潔に話す
3. 肯定文で話す
4. 具体的に話す
5. 支援を申し出る

それぞれ悪い例と、好ましい対応を紹介していきます。ぜひ、家庭内の会話の参考にしてください。

例1
「私」を主語にする

✕ 子どものくせに何を偉そうなことを言っているのよ！　学校も行ってないくせに！

⬇

◯ お母さんは、そんなこと言われると、とてもショック。

例2
簡潔に話す①

✕ 毎日毎日遅刻して！　こないだなんて夕方まで寝てたでしょ！　あなた中間テストで赤点とったのよ。　もう忘れた？　どうしてこうなったのかな、お母さんの育て方が悪かったんだね（泣）。なにか言ったら！　お母さんの気持ちを考えたことある？

⬇

◯ 学校のことで心配なことがあるんだけど、少し話せるかな。

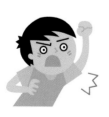
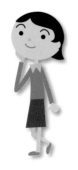

例3 簡潔に話す②

✕ まだゲームやっているのか！　こないだ話し合った時に午後10時までと決めただろう。いつまでだらだらとやっているんだ。そんなことだから朝も起きられないし、学校にも行けないんだよ。それに食事したら後片付けするのが普通だろ！

⬇

◯ 体調はどうだ？
（子どもが素直に耳を傾けるように、簡潔に話しましょう）

例4 肯定文で話す①

✕ 今後赤点とったら、留年するよ！

⬇

◯ 今度のテストで赤点とらなかったら進級だね。

例5 肯定文で話す②

✕ お前、こんな時間までゲームやっているのか！　早く寝ないと、朝起きられなくて、また学校に行けないぞ！

⬇

◯ 明日は何時に起きる予定？　起こしたほうがいい？

例6 具体的に話す①

✕ ごはん、お風呂、朝起きること、ちゃんとしてよ、ちゃんと！

⬇

◯ 食事はみんなと一緒に食べようか。

例7 具体的に話す②

✕ お前、ふざけているのか！　親に向かってその態度はなんだ！
（光景が浮かんできそうですが、具体的に話しかけると次のようになります）

⬇

◯ 明日は一緒に晩ごはんを食べたいなあ。

例8 支援を申し出る

✕ もう私、どうしていいのかわからない。夜中ずっとゲームをして、朝は起きられない。絶対ゲーム依存だわ！
（支援を申し出るとは、どういう言い方になるでしょう？）

⬇

◯ なんとかしたいと思っているのなら言ってほしいの。一緒に考えよう。

［ゲーム依存患者の家族支援のあり方］

久里浜医療センターの家族支援

　久里浜医療センターでは、ゲーム・ネット依存患者の家族支援として、「ネット依存家族会」と「ネット依存家族ワークショップ」を定期的に開催しています。患者さんの家族の方ならどなたでも参加できます。

　ゲーム・ネット依存のお子さんを抱えた家族の悩みを気兼ねなく話し合い、問題を分かち合い整理して、実践的な対応を学ぶ場です。

　2つの試みを「久里浜式ネット依存（ゲーム障害）ファミリートレーニング」と呼んでいます。

　どう対応すべきか、適切なアドバイスが得られることもあるでしょう。行き詰まっている親子関係に新風を吹き込むことができるかもしれません。

■ネット依存家族会

　久里浜医療センターでは、2011年12月に「ネット依存家族会」を立ち上げ、基本的には月1回のペースで開催しています。

ゲームやネット依存に苦しんでいる家族が集まり、それぞれの体験や悩みなどを話し合い、一緒に解決のための道を探っていこうという集まりです。

　ゲーム・ネット依存家族会の具体的な活動内容を紹介します。

　毎月、原則第2木曜日に、久里浜医療センターで家族会を開催しています。会の前半はセンターのインターネット依存治療研究部門（TIAR）スタッフによる30分のミニ講義、会の後半は家族の体験談やスタッフとの意見交換（120分）を行います。

　講義のテーマは「オンラインゲームとスマートフォン」「合併症について」「依存症とは何か」「暴言・暴力への対応」など多岐にわたります。

　家族会に参加するには、当院に通院中の患者さんの家族であることが条件です。参加費は無料です。家族の皆様がお互いに安心して話し合いができるよう、参加の際には次のようなルールを設けています。

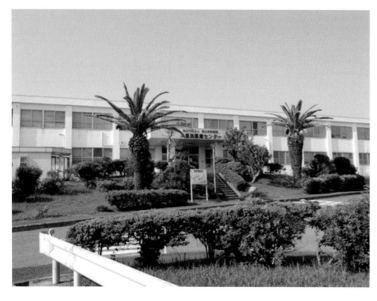

久里浜医療センター

104

1. 家族会のなかで話された内容はいっさい会場外では話さない
2. 他の参加者の批判はしない
3. お互いの日常生活やプライバシーを尊重し、会場の外でのやり取り（メールや電話など）をしない

　ネット依存家族会の日程や、どんな講義が行われるか、参考までに2022年度の家族会の予定表を載せておきます。ただし予定表の内容は変更になることがあります。

　はじめて家族会へ参加される場合、家族会にお問い合わせの場合には、インターネット依存治療研究部門（電話046-848-1550）までご連絡ください。

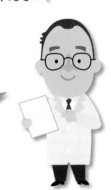

ゲーム・ネット依存の患者さんの家族は社会で孤立しがちです。悩みを相談したり、意見交換したりする場はとても大切です。

		2022年度家族会予定表	
開催回	開催日	ミニ講義の内容	担当スタッフ
2022年			
第1回	4月14日	家族の対応	O（精神保健福祉士）
第2回	5月12日	ネット依存について：その症状・治療・回復	M（主任心理士）
第3回	6月9日	行動嗜癖（ネット・ギャンブル）について	N（精神科医師）
第4回	8月4日	合併症について	M（精神科医師）
第5回	9月8日	カウンセリングとキャンプについて	K（心理士）
第6回	11月10日	依存とは何か	H（医師）
第7回	12月1日	回復に役立つ社会資源	M（精神保健福祉士）
2023年			
第8回	2月9日	体験談を通じて　ネット・ゲーム依存症回復センターの活動支援　オンライン（Zoom）	回復施設当事者
第9回	3月9日	依存とは何か	H（医師）

■ネット依存家族ワークショップ

　ネット依存家族ワークショップは、原則として「家族会」を開催しない月に開催しています。場所は、同じく久里浜医療センター内です。プログラムは午前と午後に分かれ、専門スタッフによる講義、事例検討および意見交換などを行います。

　対象はゲーム・ネット依存に困っている方一般で、患者さんの家族以外の方でも参加できます。

● プログラム
　午前／知識をつけるための講義
　午後／対応を学ぶための事例検討と討論

● 申し込み方法
　久里浜医療センターのホームページ内に申し込み様式があるので、それに記入して下記メールアドレスに送ってください。
　Email：220-kazokukaigi@mail.hosp.go.jp

　参考までに2022年度の「ネット依存家族ワークショップ」の募集チラシを載せておきます。

 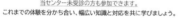

ネット依存に、苦慮しておられるご家族であればどなたでも参加できます。
当センター未受診の方も参加できます。
これまでの体験を分かち合い、幅広い知識と対応を共に学びましょう。

久里浜式・ネット依存(ゲーム障害)ファミリー・トレーニング

令和4年度

ネット依存家族ワークショップ
－プログラム－

講義：「ネット依存とは」「家族の対応法」回復家族の体験談・グループワーク・全体意見交換
※内容は、変更することがございます

第1回 7月7日(木)　第2回 10月13日(木)
第3回 令和5年1月12日(木)

9:45 - 16:30 定員25名

対　象　ネットやゲームの過剰使用でお困りの家族の方

場　所　久里浜医療研修センター1階(久里浜医療センター内)
横須賀市野比5-3-1 京急久里浜駅よりバス12分

お申込方法：　メール　220-kazokukaigi@mail.hosp.go.jp

別紙(本チラシの裏)の申込用紙にご記入いただき、メールまたは医療福祉相談室へお持ちください。
ホームページ内にある申込様式がございます。記入し、添付メールもできます。
申し込み後、担当者より参加有無のご連絡を致します。

〆切は、各回2週間前までになります。

★昼食は、各自でご準備ください。病院内には、食堂はございません。
★参加費は、当日会場1Fに受付にてお支払ください。

お問い合わせ先　046-848-1550(医療福祉相談室　前園・尾崎・岩本・長谷川)

独立行政法人国立病院機構久里浜医療センターネット依存治療研究部門

第 **5** 章

ゲーム依存は
どのように
治療するか

依存症治療の基本的考え方

■ ゲーム依存が疑われたら

依存は病気です。個人の努力だけで回復することは難しいと思います。

以下に示すような症状が見られたら、まずはゲーム・ネット依存を疑ってください。

これら症状の全項目が当てはまり、その状態が1年以上続くようであればゲーム依存と診断されますが、小・中学生などのお子さんの場合は短期間で重症化しやすい傾向が見られます。このためゲーム依存の兆候に気づいたり、それによる問題が生じたときには、家族内だけで解決しようとせず、1日も早く医療機関や最寄りの精神保健福祉センターや保健所に支援を求めてください。必要であれば適切な治療を受けて、早期回復をめざすことが何より大切です。

このとき、さらに注意すべきことがあります。医師やカウンセラーに相談したとして、もし「様子を見ましょう」というアドバイスを受けたら鵜呑みにしないで注意しましょう。

ゲーム依存患者は、スマホやパソコンの利用を制限されないように、依存状態を過小評価し、依存を否定しようとします。依存患者の「否認」と呼ばれる反応です。医師やカウンセラーがネットやゲーム依存についての知識が不十分な場合には、患者の態度から依存状態を実際より軽く見てしまう危険性があるのです。

ゲーム・ネット依存に対しては、早期発見・早期治療が原則です。

■ ゲーム依存の基本的治療法

ゲーム・ネット依存に対しては、国内外でさまざまな治療が試みられています。大きく分ければ心理社会的治療と薬物治療があります。心理社会的治療として認知行動療法やペアレント・トレーニング、カウンセリングなどがあり、薬物治療は後述するように慎重に選択します（p.110〜111参照）。いずれにしても本書巻末に掲載している専門の医療施設で治療を受けることをおすすめします。

ゲーム・ネット依存が疑われる症状

- ゲームをする時間をコントロールできない。
- 他の生活上の関心事や日常の活動よりゲームを優先する。
- ゲームによって問題が生じているのにもかかわらずゲームを続ける。
- 学業や仕事、家事などの日常生活に著しい支障がある。

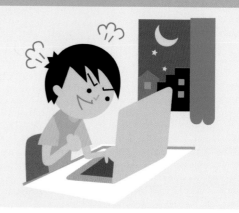

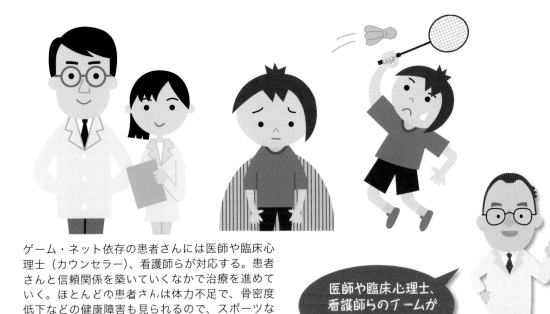

ゲーム・ネット依存の患者さんには医師や臨床心理士（カウンセラー）、看護師らが対応する。患者さんと信頼関係を築いていくなかで治療を進めていく。ほとんどの患者さんは体力不足で、骨密度低下などの健康障害も見られるので、スポーツなどにも取り組んでもらう。

医師や臨床心理士、看護師らのチームが治療に当たります。

そうした専門施設では、ゲーム・ネット依存に対して、基本的には治療として診察、カウンセリング、施設によってはデイケアなどを行っていきます。

まず専門の医師による診察で、個々の患者さんの症状や健康問題、日常生活を把握し、治療方針を立て、方針に沿って、定期的にフォローしていきます。

次にカウンセリング。周囲の人間がゲーム依存の人のネットゲームの使用をコントロールすることは困難です。これはゲーム依存の治療の基本ともいえますが、患者さん本人が自分の意思で行動を変えていくように援助し、患者さんが治療の途中でドロップアウトしないように我慢強く見ていくことが周囲には求められます。このため、カウンセリングでは、患者さんにゲーム依存について理解してもらうことで、ゲームを

する時間を減らす、ゲームを止める必要性に本人が気づくように対話を行っていきます。カウンセリングを担当する医師や臨床心理士は、患者さんのゲームへの思い、なぜ没頭してしまうのか、日常的なストレスを読みとって、以降の治療に役立てていくことになります。

■健康な身体を取り戻す

そして、デイケアでは、集団で運動、食事、ディスカッションを行います。皆でバドミントンや卓球などのスポーツをすることで自分の体力が低下していることを自覚し、ゲーム以外にも楽しいことがあることを実感する機会になります。患者さんは異常な食生活から低栄養になり、栄養障害や筋力低下が顕著です。ゲームをするため座り続け、運動することもないので、寝たきり老

人のように骨密度も低下しています。久里浜医療センターでは、かかとの骨を調べる踵骨検査で必ず骨密度を計測しています。依存から脱するためには、ゲーム以外の生活活動が活発にならなければならず、そのためには身体が健全であることが重要なのです。

ディスカッションの内容は、「どのようにしてゲーム時間を減らしていくか」「ゲーム以外の活動をどうやって充実させていくか」などをテーマに話し合いを行います。この話し合いにゲーム依存から回復した方に参加していただき、体験談を話してもらうのも、患者さんにはプラスに働きます。

なぜ、デイケアを集団で行うかといえば、コミュニケーション力の向上を期待してのことです。これまでも説明してきましたが、ゲーム・ネット依存に陥る方には人とのコミュニケーションに苦手意識がある場合が多いためです。

入院による治療は、こうした診察・カウンセリング・デイケアなどの治療を受けても、症状の改善が見られない患者さんに対して検討することになります。

■薬物治療について

ゲーム・ネット依存の治療では、精神疾患の合併についても注意しなければなりません。生活が著しく障害されている重症の患者さんでは、合併精神疾患を疑うべきであり、ADHD や ASD、うつ病などの精神疾患が合併しているときは、薬物治療を実施する場合もあります。

ゲーム・ネット依存に対する薬物治療の位置づけは、あくまで補助的なもので、主たる治療ではありません。現段階ではゲーム依存そのものに有効な薬剤はありません。

ただし、第3章で ADHD（注意欠如・多動症）を合併するゲーム依存の患者さんに対して、ADHD 治療薬を使用することがあると紹介したように、ゲーム依存に合併する症状や、ゲーム依存の結果、起こっている症状に対して、有効な薬がある場合は、症状改善のために薬を処方します。

ADHD の場合、診断・治療方針についてのガイドラインがあり（『注意欠如・多動症 −ADHD− の診断治療ガイドライン第5版』2022 年）、薬物治療についても基準となる薬の使い方が示されています。使用頻度の高い中枢神経刺激薬のメチルフェニデートや非中枢神経刺激薬のアトモキセチンなどが、第一段階では単剤使用され、その効果を見ながら段階が進むと、それまで使用されていなかった中枢神経刺激薬のリスデキサンフェタミンなどが処方されます。

こうした薬には副作用もあります。メチルフェニデートには食欲低下、アトモキセチンには食欲低下や頭痛、腹痛の副作用があるので、事前に服用のしかたについてよく説明を受けてください。

また、ASD（自閉スペクトラム症）の場合にも、メチルフェニデートや抗精神薬が使われることがありますが、症状を緩和するためであって、薬での根本治療は難しいとされています。

ADHD や ASD に対する薬物療法が依存の症状をやわらげる効果が認められる場合もありますから、医師とよく相談したうえ

で納得して使用することです。

　仮に特に説明がないままに投薬による治療をすすめられた場合は、セカンドオピニオンをとることを考えてもいいでしょう。

■睡眠障害の治療は有効

　ゲーム依存患者は、よく不眠を訴えます。ADHD や ASD の子どもにも睡眠障害が見られます。毎晩眠れず、ゲームなどをして夜ふかしした結果、昼間、眠気がとれずイラだって衝動的に暴れるというケースが報告されています。

　睡眠障害の治療は、ADHD や ASD、ゲーム依存に共通して有効と考えられます。一般的には睡眠導入薬であるオレキシン受容体拮抗薬やベンゾジアゼピン系睡眠薬を使うことが多いのですが、ADHD や ASD の場合には、生活リズム障害が背景にあると考えられるため、従来の睡眠薬ではなく、生体リズムを調節するホルモン、メラトニン関連の治療薬を処方することもあります。

　薬物療法は、ゲーム依存にとって根本治療にはなりませんが、患者さんの症状を改善し、依存状態を少しでも弱めるように上手に使えばよいのです。

ADHD や ASD の治療薬

● **メチルフェニデート**
脳全体の中枢神経刺激薬。神経伝達物質のドーパミンおよびノルアドレナリンの再取り込みを阻害し、その効果を持続させる。興奮性の刺激で注意力や集中力を高めるとされる。（商品名コンサータ）

● **アトモキセチン**
中枢神経に作用するが、薬理作用が異なるため「非」中枢神経刺激薬に分類される。脳の前頭前野で、選択的にノルアドレナリンの再取り込みを阻害する。注意力の向上、衝動性の改善に効果があるとされる。（商品名ストラテラ）

● **リスデキサンフェタミン**
中枢神経刺激薬。ドーパミンやノルアドレナリンの再取り込みを阻害し、さらにその分泌促進作用も持つ。注意力の向上、集中力の向上、衝動性の改善に効果があるとされる。（商品名ビバンセ）

● **グアンファシン**
脳の中枢神経に作用し、神経の興奮を鎮めるように働く「非」中枢神経刺激薬。過剰な活動性、衝動性、攻撃性を抑えるのに効果があるとされる。（商品名インチュニブ）

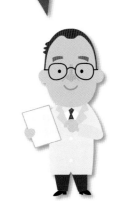

ゲーム依存そのものの治療薬はないけれど、使い方に注意すれば症状改善に有効な薬はある。

認知行動療法は「依存」に有効

治療は「認知のゆがみ」を正すこと

　ゲーム・ネット依存は、アルコールやニコチンなどの物質が関与する「物質依存」ではなく、ギャンブルや性行動への依存と同じ「行動嗜癖」の1つです。

　このため、外来や入院治療、デイケアの中に組み入れられても有効とされるのが、精神疾患の患者さんに対して行われる心理療法である認知行動療法（CBT：Cognitive Behavioral Therapy）です。久里浜医療センターでも重要視している治療法です。

　認知行動療法とは、何らかの行動に異常に執着している人に、その行動に走る思考パターンを正常化させることで、依存状態を解消させる方法です。

　認知行動療法でキーワードとなるのが、物事に対する認識のしかたが健全ではない状態を指す、「認知のゆがみ」です。

　例えば、すべてを悲観的に考えるマイナス思考、二者択一的な考え方（オール or ゼロ）、過大評価・過小評価する傾向、論理の飛躍が激しい、物事に対しレッテルを貼りがち、何でも自分のせいにする自己責任化……などが「ゆがんだ」認識のしかたとして挙げられます。

　こうした「ゆがみ」から思考パターンに

図1 ● 認知行動療法の施行でゲーム・ネット依存症状が軽減

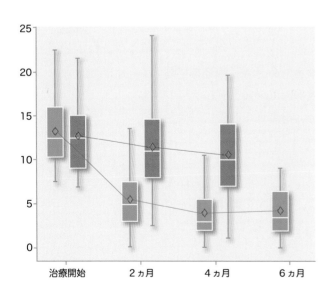

■ 治療を受けた介入群
■ 治療を受けない待機群

治療開始　　2ヵ月　　4ヵ月　　6ヵ月

ドイツで行われたゲーム・ネット依存に対する認知行動療法に基づく治療プログラムの有効性を調べたもの。対象者は143名の男性。治療を受けたグループ（介入群）と受けなかったグループ（待機群）に分けて評価した。症状が改善した寛解率は、介入群が69.4%、待機群が23.9%だった。

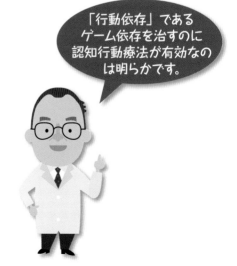

「行動依存」であるゲーム依存を治すのに認知行動療法が有効なのは明らかです。

出典：Wölfling K et al. *JAMA Psychiatry*, 2019.

変化が生じ、異常行動に走ると考えられています。つまり、「認知のゆがみ」を正せば、思考パターンも正常化するというのが認知行動療法の考え方です。

■ 認知行動療法の有効性

認知行動療法のゲーム・ネット依存に対する有効性を検証した多施設参加の無作為統制試験の結果が2019年にドイツの研究チームから報告されています。

ゲーム・ネット依存で外来治療を受けている平均年齢およそ26歳の男性143人を、短期的に認知行動療法を行うグループと、行わなかったグループに無作為に分け、症状が軽減した割合を比較したところ、認知行動療法を行わなかったグループの症状軽減率は23.9％だったのに対して、認知行動療法を行ったグループでは69.4％と、同療法の有効性を認める結果が明らかにされています（図1）。

また、2020年に報告された同じくドイツの研究では、9～19歳（平均13.5歳）のゲーム・ネット依存患者54人（女性9人）に対して少数集団で行う認知行動療法を実施し、その有効性が調べられています。その結果、認知行動療法の介入開始前に比べて、開始1年後には明らかに重症度が低下していました（図2）。

図2 ● グループ認知行動療法によりゲーム依存の重症度が低下

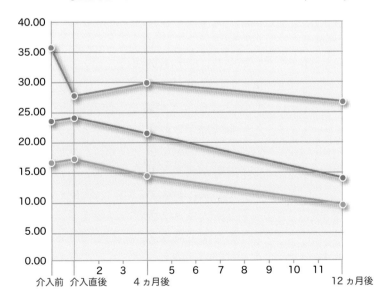

── ①親の申告によるビデオゲーム依存度（Video Game Dependency Scale Parental Report）
── ②強迫的なインターネット使用度（Compulsive Internet Use Scale）
── ③自己申告によるビデオゲーム依存度（Video Game Dependency Scale Self-Report）

ドイツで行われた54名（男性45人、女性9人、9～19歳、平均年齢13.5歳）のゲーム・ネット依存患者に対するグループ認知行動療法の効果を調べたもの。それぞれ①②③によって依存度を評価してみたところ、12ヵ月後には、①②③のすべてで重症度が明らかに低下した。

出典：Szász-Jenocha C et al. *J Behav Addict*, 2020.

ゲーム依存の治療はなぜ困難か

■ ゲーム依存は脳の問題でもある

ゲーム・ネット依存は、早期に発見し、早期に治療を開始することが大切です。

繰り返しになりますが、少し脳内のことを考えてみましょう。私たち人間の行動は、前頭前野と大脳辺縁系によってコントロールされています。前頭前野は主に「理性」を、大脳辺縁系が「本能」「感情」をつかさどり、通常は前頭前野の働きが優勢な状態となっています。

ゲーム依存の脳の状態は、前頭前野の働きが悪くなり、大脳辺縁系の本能、感情に支配された状態です（**図1**）。

「はじめに」や第2章で紹介した脳画像では、ゲーム・ネット依存の患者にゲーム関連のものを見せると、アルコール依存やギャンブル依存の患者と同じような異常な脳の反応が見られました。この脳の異常反応が起こると、ゲームがしたいという強い衝動に襲われ、依存状態から抜け出すことがより難しくなり、こうした状態が続くと、前頭前野の働きはさらに低下し、ゲームに対する欲求がエスカレートしていくことになります。

■ 子どものゲーム依存は早期治療が大切

特に子どもの場合、前頭前野の働きが十分に発達していないため、ゲーム・ネット依存が起こりやすく、その影響も長く続く可能性があると考えられています。早く気づいて、早く治療を開始することがより大切になります。

しかしながら、依存治療の最初の壁は、患者が自身の依存に気づいていないことです。多くの患者は「最近、ゲームばかりやっている」ことは感じていても、「自分はゲーム依存だ」という自覚はなく、自分の状態を過小評価する傾向があります。

治療の一歩を踏み出すことは難しいことかもしれません。ただ、ゲーム・ネット依存は、アルコールやギャンブルなどの他の依存に比べて、非常に短期間で進行していくという特徴があります。この病気には「様子を見る」という選択肢はありません。依存が疑われる場合は、すぐに専門の医療機関への相談を検討してください。

■ 子どもであることの問題性

久里浜医療センターを受診する患者たちを見ていると、成人になった以降にゲーム・ネット依存になった患者の中には、自然に状態がよくなっていくケースがある程度見られます。

しかし、子どもの場合、ゲーム・ネット依存の状態が一度「固定化」してしまうと、改善させることが難しい傾向にあります。ゲームに熱中・執着した結果として、不登校となり、部屋に引きこもった状態となった子どもが成人となったとき、自然に状態がよくなることはほぼ期待できません。

子どものネット依存の兆候を見逃さないようにしてください。そしてできるだけ早く、専門の治療者が介入して、状態を改善させていくことが、子どもの将来にとってとても大切となります。

| 図1 ● 正常な脳とゲーム依存の脳 | 正常な脳では、「理性」をつかさどる前頭前野が優勢で、ゲーム依存の脳では「本能・感情」をつかさどる大脳辺縁系が優勢になる。 |

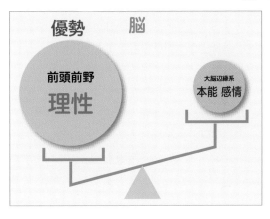

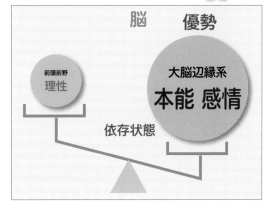

　子どものゲーム・ネット依存は、専門の治療者が介入すれば、たちまち改善するという簡単なものではありません。多くのケースは、よくなったり、逆戻りしたりを繰り返しながら、徐々によくなっていきます。治療を始めたら、根気よく、長い目でお子さんを見守ってあげてください。

■ 治療を続ければ必ず回復

　久里浜医療センターを受診する患者さんは、症状がかなり進み、家族が困り果てた末に、ようやく来院したケースが多くを占めています。治療に困難が伴うことも少なくありませんが、根気よく、治療を続けることで多くの患者さんの状態は改善していきます。

　治療者の立場から見て、ゲーム・ネット依存は、同じ「行動嗜癖」に属するギャンブル依存に比べて、治療は数段難しいといえます。相手が子どもであることが、治療をより難しくさせます。

　同じ依存患者でも、大人の場合は、自分をコントロールする力がある程度はついていることが多いのですが、しかし、脳の話を思い起こしてください。子どもは自分をコントロールしにくく、欲望や感情に支配されやすいのです。

　大人の場合、治療が嫌と思っても周囲の目もあり、しかたなく受診を続けた結果よくなるケースも少なくありませんが、子どもの場合は「嫌だと思ったら嫌」、絶対に治療を受けようとはしませんし、病院にも来てくれません。

　早めに治療を受けることが重要なのは、こうした子どもの特性にあります。依存の症状が進んでしまったとしても、専門の医療機関で継続的な治療を受ければ、必ず状態は改善していきます。

　専門の医療機関では、患者さん本人が自らの意思で行動を変えていくように援助します。治療途中での脱落を防ぎ、継続的に、根気よく診療を行っているのです。

［久里浜医療センターの取り組み］
受診からの治療の流れ

■ 受診のしかたと初診

　ここからは、久里浜医療センターで行っているゲーム・ネット依存の治療を紹介していきます。治療の目標となる「減ゲーム・ネット使用」を達成するために、どのような手順で治療を行っているか、治療の流れの図を見てください（**図1**）。

　受診は完全予約制になります。当施設のホームページなどを見て、予約の電話が入りますが、ほとんどの場合、患者さん本人でなく、周囲の家族の方からの電話です。

　予約した初診受診日がくると、実際に本人を連れて来院してくるのは70％ほどです。家族だけが来院する場合は、面談で詳しい状況をうかがって、今後の対応を相談することになります。この際、センターが運営している家族会（患者の家族の集まり、p.104で説明）の紹介をします。

　初診で患者さん本人が来院した場合は、医師の問診後、検査を行っていきます。問診では家族構成やこれまでの歩み、ゲーム・ネットとのつき合い方などをいろいろ聞いていき、今どのような問題が生じているのか、全体が把握できるように質問をしていきます。

　本人が初診に来院したといっても、治療に協力的なことは稀で、たいていは嫌々、家族に連れてこられたケースが多いです。このため、最初は不機嫌な様子で「自分には問題がない」ことを主張しますが、大半の方は質問を続けていくうちに、少しずつ話してくれるようになります。

　初診1回で患者さんのすべてを知ろうとはしません。ある程度まで話を聞けたら、次も来院してくれるような関係性を築くことを最優先とします。問診と検査結果から、治療が必要と判断される場合には、次回の来院まで毎日の生活記録をつけてもらうようにします。

久里浜医療センター
- ネット依存外来開設　2011年7月
- 完全予約制
- 受診受付　　月曜日～木曜日
　　　　　　　8:30～15:00
　　　　　　　TEL.046-848-1550
- 受診日　　　毎週火曜日と金曜日
　　　　　　　8:30～12:00

（独）国立病院機構　久里浜医療センター
〒239-0841 神奈川県横須賀市野比5-3-1

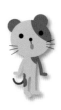

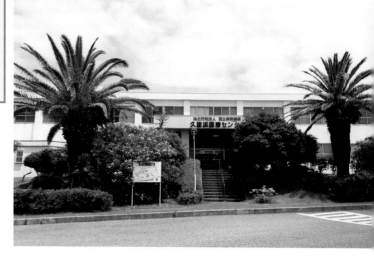

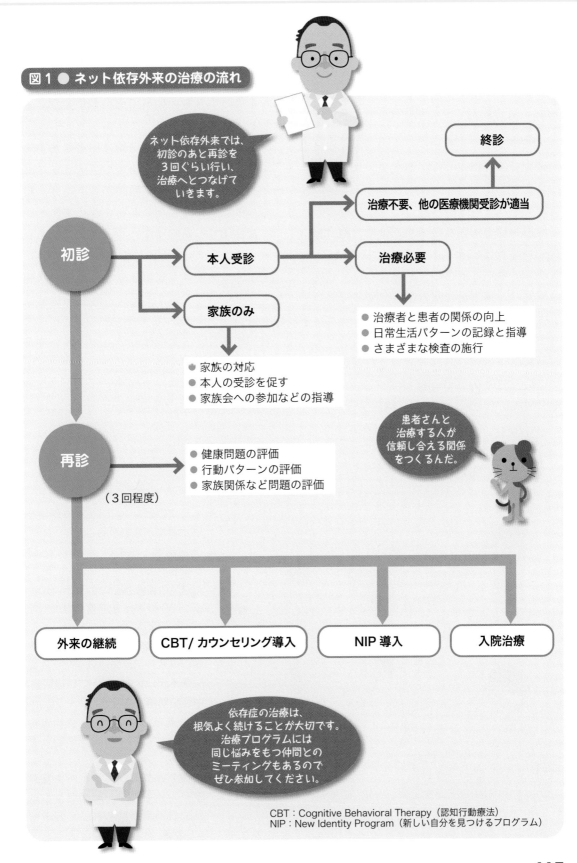

図1 ● ネット依存外来の治療の流れ

ネット依存外来では、初診のあと再診を3回ぐらい行い、治療へとつなげていきます。

終診

治療不要、他の医療機関受診が適当

初診 → 本人受診 → 治療必要

家族のみ

● 治療者と患者の関係の向上
● 日常生活パターンの記録と指導
● さまざまな検査の施行

● 家族の対応
● 本人の受診を促す
● 家族会への参加などの指導

患者さんと治療する人が信頼し合える関係をつくるんだ。

再診 → ● 健康問題の評価
● 行動パターンの評価
● 家族関係など問題の評価

（3回程度）

外来の継続 ／ CBT/カウンセリング導入 ／ NIP導入 ／ 入院治療

依存症の治療は、根気よく続けることが大切です。治療プログラムには同じ悩みをもつ仲間とのミーティングもあるのでぜひ参加してください。

CBT：Cognitive Behavioral Therapy（認知行動療法）
NIP：New Identity Program（新しい自分を見つけるプログラム）

心身の状態を検査で把握する

■ さまざまな検査で 健康チェック

　検査では、体と心の状態をチェックしていきます。

　血液検査から栄養状態や肥満な状態などの健康状態を把握できます。また、踵骨検査という骨密度を測る検査を行うことで、ゲーム・ネット依存の子どもからは、一定の頻度で運動不足で踵骨が弱くやわらかい子が見つかります。

　そのほか、ゲーム・ネット依存の子どもの肺機能は 30 〜 40 代の能力しかなかったり、視力検査では仮性近視を多く認めたり、反復横跳びや前屈などの運動機能検査では、同年代の子どもに比べて低い数値を認めることになります。

　こうした検査結果の数値は患者さん本人にとって非常に説得力を持つデータになります。これまで家族や周囲からさんざん指摘、非難されてきたことを、改めて医師から言われても素直になれず、ゲーム・ネット依存をひたすら否認していた患者さんも、検査データという数値を示し、健康の状態について話していくことで、耳を傾けてくれるようになります。

――栄養不足のようなので、食習慣を改善しましょう。

――骨がとてももろくなっています。今のうちになんとかしないとね。

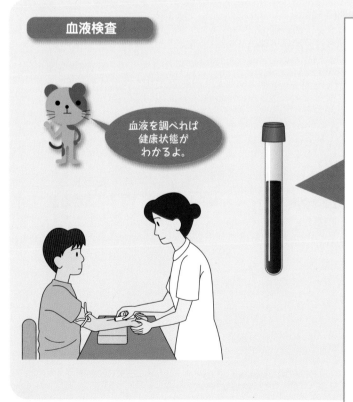

血液検査

血液を調べれば健康状態がわかるよ。

主な検査項目

● **ヘモグロビン**（Hb）：基準値より低いと貧血が疑われる。

● **赤血球数**：基準値より低いと貧血が疑われる。

● **空腹時血糖値**：基準値 60 〜 110mg/dL。60 以下だと栄養不足の低血糖状態が疑われる。

● **ヘモグロビン A1c**（HbA1c）：基準値 4.8 〜 6.4%。低値だと貧血や栄養不足、6.5%以上では糖尿病。

● **中性脂肪値**：基準値 30 〜 150mg/dL。基準値以上だと、炭水化物中心の偏食と運動不足が原因と考えられる。

● **血清アルブミン**：タンパク質の濃度をみるもので、基準値より低いと栄養不良が疑われる。基準値は 4.0g/dL 以上。

　本人が自分の健康の状態を理解することで、医師を警戒していた患者さんが次第に心を開き、ネットとうまく付き合う方法を一緒に考えてくれるようになるのです。

　では、それぞれの検査の内容を個別に見ていきましょう。

■血液検査でわかること

　血液検査は、血液の状態から健康状態がわかる大切な検査です。

　ゲーム依存の患者さんは食生活が乱れているので、たいていが低栄養状態です。血色が悪く貧血気味の方もいます。ヘモグロビンや赤血球数を調べ、基準値より低ければ貧血を疑います。

　長期にわたる栄養状態を見るには、ヘモグロビンA1cを調べます。血液中の糖分の値が過去どうだったかを見るのですが、基準値より低ければ、食事量が足りず、栄養失調のような状態だったと判定されます。中性脂肪値が基準値より高いと、不健康な肥満状態であると考えられます。ほとんど体を動かさずに食べているため、糖分がエネルギー消費されず、脂肪に変換されて蓄積されるため肥満になるのです。

　血清アルブミンの値が低いと食事からのたんぱく質摂取不足が疑われます。筋肉がつくられず、筋力低下につながります。

　また、長時間座ったままでゲームをしていると、血液が血栓のできやすい状態になっ

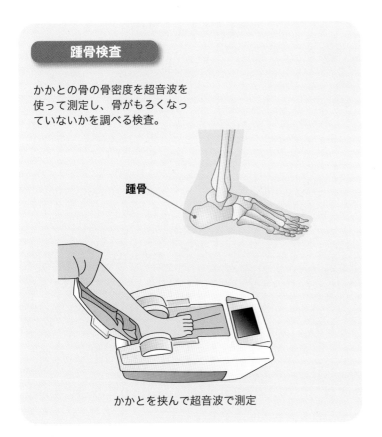

踵骨検査

かかとの骨の骨密度を超音波を使って測定し、骨がもろくなっていないかを調べる検査。

踵骨

かかとを挟んで超音波で測定

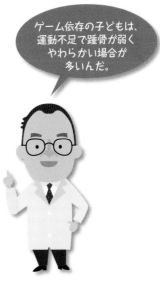

ゲーム依存の子どもは、運動不足で踵骨が弱くやわらかい場合が多いんだ。

ていて、肺塞栓血栓症（エコノミークラス症候群）を発症しやすい状態にあることがわかる場合もあります。

踵骨検査でわかること
（しょうこつ）

足首にあるかかとの骨に超音波を当て、骨の中を超音波が透過する速度によって骨量を測る検査です。骨量が少ないと骨密度が低いことになります。

引きこもって日光に当たらなかったり、体を動かすことが少ないと、10代の子どもでも高齢者のように骨密度が低下している場合があり、骨折しやすいリスクを抱えてしまいます。ゲーム依存の子どもでは、あ

る一定の割合で骨密度の低い子どもが存在することがわかっています。

肺機能検査と運動機能検査

肺機能検査では、大きく吸い込んだ息を1秒間にどれくらい吐き出せるかを測ります（1秒率検査）。一度に吐き出した空気の量が肺活量全体の中で占める割合（％）をみて、肺の呼吸能力を調べるのです。割合が少ないほど肺機能が低く、加齢によって肺機能は下がります。運動不足のゲーム依存の子どもは、しばしば30〜40代の肺機能になっている場合があります。

運動機能検査では、敏捷性を見る反復横

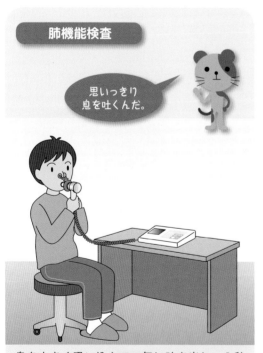

息を大きく吸い込んで一気に吐き出し、1秒間でどれだけの空気を吐き出せるかを調べる。鼻をクリップで止めると息を吐き出しやすい。ゲーム・ネット依存の子どもは肺機能が低下していることが多い。

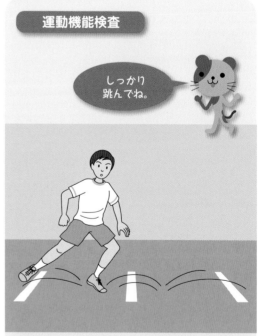

体力測定で、敏捷性を見る反復横跳びや持久力を調べるエアロバイクも行う。ゲーム・ネット依存の子どもは、運動不足から持久力も低く、反復横跳びの評価点も同年齢の平均値よりかなり低い。

跳び、体の柔軟性を見る前屈、持久力を測るエアロバイクなどをやってもらい、体力と運動能力を調べます。ゲーム依存の子どもは、やはり運動不足から同年齢の子どもに比べると、ほとんどの場合で非常に低い数値しか出ません。ただし、運動機能検査は必須ではなく、最近はあまり実施していません。

そのほか、視力検査をしてみると、患者さんの多くが仮性近視になっていることがわかります。ゲームやネットの利用で長時間ディスプレイを見ていることが原因だろうと推察できます。

ゲーム・ネット依存の患者さんは、栄養不足や栄養の偏り、運動不足から健康状態がよくないケースが多く、依存から脱する

ためには体を健康にすることも必要です。

■ 心理学検査と脳画像・脳波検査

臨床心理士による心の検査も行います。詳細な質問票によって、性格の傾向や発達障害の有無などを調べます。心の検査は、次の治療につなげていくためにとても大切な検査です。

再診は、通常3回程度、行われますが、再診時には脳の検査も行われます。脳のMRI画像を撮ったり、脳波の検査などをします。脳の検査から大きな異常が見つかることは稀ですが、これまで第2章などで説明してきたように、脳に萎縮などの異常が見つかることもないわけではありません。

脳画像・脳波検査

脳の障害を調べるために、脳のMRI画像検査や、脳波測定を行う。第2章で述べたように、脳の機能に異常が見られることもある。

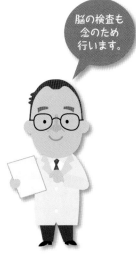

脳の検査も念のため行います。

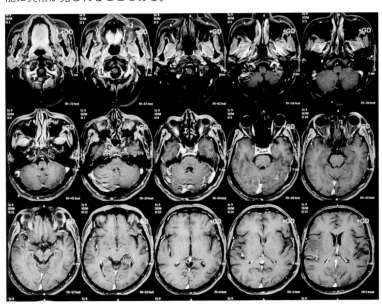

脳のMRI画像。脳の組織を縦断面でも水平断面でも映し出せるので、さまざまな部位の障害を発見しやすい。
（写真：iStock）

入院治療のプログラム

■ 入院治療の対象となる ケース

これまで説明してきたように、ゲーム・ネット依存の治療は、診察・カウンセリング・デイケアなどを、外来で行っていくのが基本となりますが、これらの治療を受けても症状が改善されない場合は「入院治療」が検討されることになります。

久里浜医療センターでは、家族が希望し、本人が同意する場合は入院治療を勧めます。ただし、学校に普通に通っている場合には、通常は入院の対象になりません。

特に入院を勧めるケースは、入院する以外にゲーム・ネットの使用をコントロールできない場合や、家族との関係が悪く本人を家族から離したほうがよい場合、ゲーム・ネットがらみの問題行動がある場合などが挙げられます。

また、診察時の血液検査で栄養障害が明らかな場合や、昼夜が逆転し通院での改善が見込めないケース、まったく外に出ようとしない引きこもりなど、健康状態や日常生活に明らかな異常が出ている場合も入院治療の対象になります。

■ 入院は原則 2 ヵ月間

入院は原則として患者本人の同意が得られる場合の任意入院に限り、期間は原則約2ヵ月程度の入院プログラムを設定してい

図1 ● 入院治療プログラム（期間は2ヵ月程度）

曜日	am（午前）	pm（午後）
月曜日	9：30〜11：30　NIP スポーツ	小グループミーティング 集団 CBT（認知行動療法）
火曜日	10：00〜11：30 作業療法	13：00〜15：00　勉強指導 15：00〜16：00　ネット依存レクチャー
水曜日	9：30〜11：30　NIP スポーツ	小グループミーティング 集団 SST ほか
木曜日	10：00〜11：30 作業療法　スポーツ	15：00〜16：00 ネット依存レクチャー
金曜日	10：00〜11：30 精神科デイケア　スポーツ	13：00〜15：00　勉強指導
土曜日	外泊訓練ほか（コロナ下では中止）	
日曜日	外泊訓練ほか（コロナ下では中止）	

入院中に、本人、家族、治療スタッフの話し合いを何回か持ち、退院後のゲームやネットとのつき合い方を明確に決める作業をする。コロナの影響で入院治療プログラムは暫定的になっていて、上記の表と一致しないことがあるため、事前の確認が必要。

ます（**図1**）。2ヵ月より短いと患者さんの状態はすぐに元に戻ってしまう可能性が高く、逆に長期化は、子どもの場合、就学上の問題が出てくるためです。

入院中のゲーム・ネット使用は禁止となります。徐々にネット使用時間を減らしていくのではなく、パソコン、スマホは持ち込み禁止、入院中は病院が預かり、完全にネットとしゃ断した環境をつくります。

■生活習慣の改善が第一歩

入院後の治療ですが、まずは昼夜逆転の生活を元に戻すような取り組みをします。患者さんの多くは最初の1〜2週間は無気力になったり、不機嫌だったりしますが、この状態こそがゲーム・ネット依存の禁断症状です。その後、周囲にゲームやネットがない環境のため、時間とともに患者さんは元気になり、考え方も健全になっていきます。

患者さんの状態が落ち着きをみせてきたら、「依存」という病気について学び、認知行動療法（CBT）やカウンセリング、NIP（New Identity Program）に参加してもらうようにします。NIPとは久里浜医療センター独自の治療プログラムで、詳細はこのあと説明します。

そのほか、勉強の指導を行ったり、また入院中には患者本人、家族、治療スタッフの話し合いを何回か持ち、退院後のゲーム・ネットとのつき合い方を具体的に決める作業をします。そこで決まったことを目標に、入院中の治療を進めていきます。

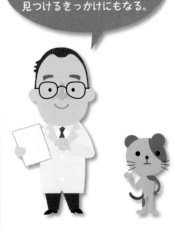

自然環境のよいところへの入院は気分転換にもなるし、ネット以外の楽しみを見つけるきっかけにもなる。

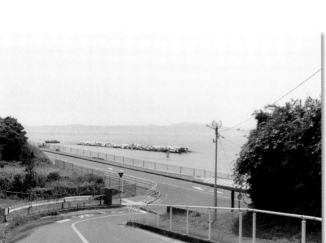
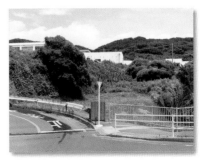

久里浜医療センターは、三浦半島の先端、野比海岸に面して建ち、病院の前には海が広がり、自然環境に恵まれている。街の喧騒からも離れていて、依存の入院治療に適している。

独自の治療プログラム NIP

■「新しい自分」を見つける

NIP とは、ゲーム・ネット依存の治療として、久里浜医療センターが独自に取り組んでいる試みで、外来・入院治療ともに行っています。正式名称は「New Identity Program」、文字通り、「新しい自分」を見つけるプログラムです。

毎週月曜日、水曜日、金曜日に開催しており、ゲームやネットの世界ではないリアルな世界で、本来あるべき自分の姿や新たな可能性を見つけてほしいとの願いから始めた取り組みです。どのような人が対象になるか、次に列挙しておきます。昼夜逆転の生活で生活リズムが崩れている人やリアルな人間関係が苦手な人など、特に不登校の子どもです。

こうした問題を抱えている人に対して、どのような活動メニューが用意されているか、それも列挙しておきましょう。

■ 1 日のメニューの組み立て

1 日のメニューの組み立ては日によって変わりますが、NIP の中でも運動は体力回復・生活リズムの改善のために重要なため、午前中に毎日行います。そして、運動後は昼食になります（図1）。

昼食は、病院が出す給食を、みんなで用意したテーブルを患者、医師（時々参加）、臨床心理士、その他のスタッフと一緒にかこみ、食べます。食事をしながら、最近の自分の状況を話してもらいます。みんながリラックスして話す姿は、ふだんの診療では見られない行動を知ることができ、その後の治療を進めていくうえで欠かせぬ時間となります。

ある日の昼食では、外来の子どもから「アルバイトを始めた」という報告の一方で、別の子どもが「今は、ゲームをする時間が1 日 4 時間くらいになった」と言うと、周

NIP の対象となる人

- 昼夜逆転の生活が長引き、生活リズムを取り戻せない
- リアルの世界での楽しみや得意なことが見つからない
- リアルな人間関係が苦手
- 時間を持て余し、なんとなくゲーム・ネットに費やす時間が増えてしまっている
- 社会に出ていく自信が持てない

用意している活動メニュー

- バドミントンや卓球などの運動、芸術活動、インターネットや機械を使わず、みんなで行うゲーム
- ゲーム・ネット依存を様々な角度から話し合う小規模のミーティングとグループランチ
- 臨床心理士による集団認知行動療法および SST（Social Skill Training：ソーシャル・スキル・トレーニング）

囲から「それはゲームのやりすぎでしょ」と返されるなどの会話が行われていて、苦手だったコミュニケーションスキルを取り戻すのに貢献しているようです。

昼食後は絵を描くなどの創作系の作業や、トランプや将棋、チェス、ボードゲームを

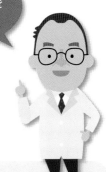

仲間とスポーツやゲームをしたり、食事しながらミーティングをしたりすることが治療につながります。

図1 ● NIP の治療プログラム

バドミントンや卓球など、スポーツによる体力づくりを行います。運動によって気分をすっきりさせる運動療法の一環でもあります。

午前

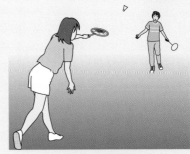

バドミントンなどの運動

昼食は、医師や臨床心理士、患者さんのみんなが同じテーブルにつき、病院の出す給食を食べながらミーティング。グループディスカッションと同じ役割を持たせた昼食会です。

昼食

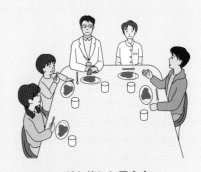

ミーティングを兼ねた昼食会

集団CBT（認知行動療法）、または臨床心理士によるSST（対人関係に関する訓練）

午後

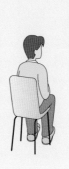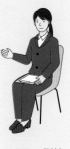

SST の訓練

楽しんだりします。芸術活動には作業療法的な効果が期待され、デジタルではないアナログなゲームによっても人と人とのリアルなやり取りから得られるものがあります。

こうしたプログラムがすべて終了するのは午後3時過ぎになり、患者さんは約6時間、ネット環境から離れて過ごすことになります。

NIP で重要なこと

NIP で重要なのは、まず第一にネットから離れた環境で一定の時間を過ごすことであり、第二に運動療法や作業療法に取り組むことで身体を動かす爽快感を思い出してもらうこと、第三に人とのコミュニケーションスキルを身につけてもらうことです。

ゲームやネットを長時間やることで、低下するのは体力だけではありません。リアルな世界で他人と対面したとき、状況に応

ゲーム依存の患者さんに
共通しているのは
自己否定的な感情です。
自分を肯定的にとらえられる
ように指導していきます。

じて会話する能力や相手の感情を読み取る能力など、コミュニケーションする能力も低下してしまうのです。

NIP ではコミュニケーションスキルを磨くために SST というプログラムも用意しています。

集団認知行動療法の有効性

また、昼食時のミーティングや午後のゲームなどで患者さん同士が遊んだりするのは、集団認知行動療法の一環です。

認知行動療法の有効性についてはすでに述べましたが、集団認知行動療法も同様に有効であることがドイツの研究チームから報告されていました（p.113 参照）。

ミーティングには臨床心理士やスタッフも参加し、グループディスカッションの役割を果たします。患者さんは話し合いに参加することで、集団の中での自己表現や他者との関わり方などに慣れていきます。自己表現の上達は自己評価のプラスに働き、依存患者に多い自己肯定感の低さが少しずつでも改善していきます。

同じような悩みを持つ仲間との触れ合いや共同行動が「認知のゆがみ」を正していくのに役立つはずです。

SST で対人関係の訓練

さらに昼食後に行う NIP の取り組みのなかには臨床心理士による SST（Social Skill Training：ソーシャル・スキル・トレーニング）があります（図2）。

患者さんは自己肯定感が低く、自信が持てず社会に出ていけなかったり、実生活の

なかでコミュニケーションに失敗した経験が重なったりして、ゲームやネットの世界に逃げ込んだという経緯があります。しかも、ネットに逃げ込んだ自分をだめな人間だと思い、ますます自己評価を下げてしまうのです。自己評価をプラスに変えなければなりません。

SSTは対人関係の訓練として、相手にふさわしい挨拶のしかたに始まり、面接・会食・接客などの場面を設定して、臨床心理士が相手役となり、患者さんにロールプレイングしてもらうものです。

ロールプレイの終了後は、状況に合わせて話すことはできたか、何を考えて話したのか、表情や仕草から相手の気持ちを読み取ることはできたかなどを自己評価してもらいます。また、相手役からは感じたことを話してもらい、やり取りを見ていた他の患者さんからも意見や感想を述べてもらうようにしています。

治療の結果、ゲームやネットから離れることができても、一人で家に閉じこもっているのではあまり意味がありません。リアルな現実社会で普通に行動できる自分を取り戻していくために、SSTは重要な役割を果たすことになります。

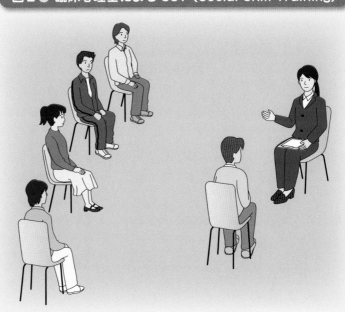

図2 ● 臨床心理士によるSST（Social Skill Training）

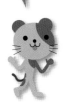

お芝居をするつもりでやれば、それが訓練になるんだね。

久里浜医療センターが行っているSSTは、対人関係の訓練として、「挨拶のしかた」や「面接」「会食」「接客」などの場面を設定して、患者さんにロールプレイをしてもらうもの。臨床心理士が相手役を演じる。訓練中の患者さん以外のほかの患者さんはプレイを観察し、あとで意見や感想を述べたりする。

入院から回復へのプロセス

■ ネット禁止でゲーム以外に関心が向く

久里浜医療センターでは、2011年にネット依存研究部門を立ち上げ、以来、毎年入院患者を受け入れていますが、年を経るごとに、入院患者は増加傾向を示し（**図1**）、思春期の患者さんの割合が目立ちます。

ネット使用不可、スマホやタブレットを持たない生活。朝6時に起き、入院プログラムを消化し、22時就寝の入院生活を送ることで、まずは昼夜逆転の生活や食習慣の改善を促します。

すでに紹介したように入院中はリアルな体験や人との交流を積み重ねていきます。運動や規則正しい生活を繰り返すことで、ゲームやネット以外に興味・関心が向くようになり、今まで知らなかった分野の話をじっくり聞くようになります。

また、入院生活を通して、自分の考えのみでなく、他者の考えにも気づき始め、共に過ごす同年代の仲間と人間関係ができてきます。

ここで大切なのは、入院時にはできていなかったことが、入院生活を送ることでできるようになったことを本人に気づかせることです。そうなることを医療者としては心がけています。

■ 気持ちが前向きに、考え方も変化

では入院生活でどのようなことに気づいたのでしょうか。

実際の患者さんの声を紹介します。やはり当初1〜2週間は入院という環境の変化に苦痛や抵抗感を感じ、ホームシックに陥った人も多いようです。また、コミュニケーションへの不安を強く持っていた人も少なくありません。

それが入院生活を送るうちに友だちや仲間ができたことで、気持ちが前向きになり、他者への理解が深まり、他者と関わることで、今の状況ではいけないことに気づくなど、気持ちや考え方に変化が起きるようです。また、入院を通して、ゲーム・ネット依存について学ぶことができ、自分の生活が乱れていたことも自覚したという回答も見られます。

■ 運動や食生活の改善でよい効果

例えば、ゲーム・ネット依存からひきこもり状態だった患者さんで、バドミントンというリアル体験をしたとき、靴下をはき忘れ、生まれてはじめて靴ずれを体験したことが新鮮な驚きだったといいます。そんな些細なことでも立ち直りのきっかけになります。

また、食生活を整えることで、低たんぱく、低栄養が改善され、むくみやだるさがとれ、虚弱体質の人も体力が向上し、精神面にもよい影響が見られます。

健康面では定期的に血液検査をして体の状態をチェックしています。

決まった時間にみんなで一緒に食事をとる、会話もする、そんなことでも、自分の考えをまとめたり、伝えたいことを言語化したりするのに役立つようです。

■ 家族関係も改善

　さらに家族関係の改善も見られるようです。以前は叱られてばかりの険悪な家族関係だったものが、家族が褒めてくれるようになったことで、患者さんのほうでも家族に対する気持ちに変化が生じ、家族が待ってくれていることに対する安心感、そして、以前は感じていなかった親の苦労がわかるようになったことなど、入院中に考え方が変わっていくのが患者さんの声からもわかります。

　久里浜医療センターでは、患者さんの家族支援も重視しています。家族（親）との関係が改善することは、依存状態から抜け出すためにとても重要で、子どもや思春期世代にとっては人としての成長につながっているのです。

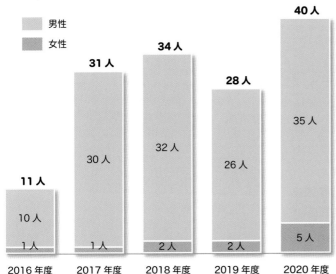

図1 ● ゲーム・ネット依存入院患者の年度推移（久里浜医療センター）

男性
女性

- 2016年度：**11人**（男性10人／女性1人）
- 2017年度：**31人**（男性30人／女性1人）
- 2018年度：**34人**（男性32人／女性2人）
- 2019年度：**28人**（男性26人／女性2人）
- 2020年度：**40人**（男性35人／女性5人）

入院患者は
やはり思春期世代が多い。

久里浜医療センターに入院してくるゲーム・ネット依存患者は、2017年から増え、14歳〜19歳の中高生がその半数近くを占める。なかでも14歳〜18歳頃までの思春期世代が目立つ。

2020年度入院患者の年齢
- 12〜13歳 **5人**
- 14〜16歳 **9人**
- 17〜19歳 **9人**
- 20〜22歳 **8人**
- 23〜25歳 **5人**
- 30歳 **3人**
- 50歳 **1人**

治療キャンプの有効性

■治療メニューとしてのキャンプ

　ゲーム・ネット依存に対して入院治療を行っている医療機関は限られている現状ですが、NPO法人などが主催する"スマホ断ちツアー"をはじめ、ゲーム・ネットを使用しない時間を他の参加者と共有するイベントも増えてきています。物理的にゲーム・ネット環境からしゃ断し、空いた時間で別の活動をするという取り組みです。

　文部科学省の委託事業として、本格的な「ネット依存治療キャンプ」も実施されており、久里浜医療センターは国立青少年教育機構と連携して、この取り組みに協力しています。

　2014年に始まったこの試み「セルフディスカバリーキャンプ（Self Discovery Camp）」は、ネットの過剰使用によって日常生活に何らかの支障をきたしている青少

			6:00	7:00	8:00	9:00	
1日目	8月17日	月					
2日目	8月18日	火					ネット依存学習（講義）
3日目	8月19日	水	起床・部屋の整理整頓	朝のつどい	朝食	認知行動療法	ネット依存（講
4日目	8月20日	木					メンター個
5日目	8月21日	金					
6日目	8月22日	土					
7日目	8月23日	日					
8日目	8月24日	月					
9日目	8月25日	火		片づけ清掃		野（おも / 家族	

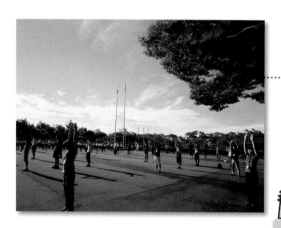

野外活動の多い合宿は、ネットより楽しいことがあると実感できます。

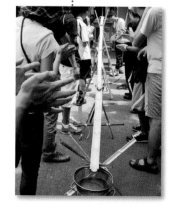

130

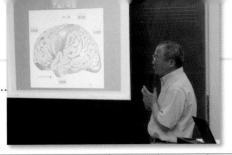

図中の色つきの部分は、久里浜医療センターが担当したプログラム

11:00	12:00	13:00	14:00	15:00	16:00	17:00	18:00	19:00	20:00	21:00	22:00
		受付	はじめの会 オリエンテーション 施設見学		休憩	仲間づくりの活動・アイスブレイク	夕食	入浴	認知行動療法	個人の時間	日誌記入	
			家族会									
昼食を作ろう（台から作る流しそうめん）		交流の家 ぐるりんハイク			カウンセリング		夕食	入浴	認知行動療法	日誌記入		
つき水を汲みに行こう		フリータイム		野外炊事（カレー）					入浴	個人の時間		
談	フリータイム	昼食		● オリジナル料理をつくろう 食材調達 夕食調理				ワークショップ（ネットとの関わり）	認知行動療法	入浴	日誌記入	整理整頓・一日のまとめ等 / 消灯 / 就寝
あかぎアドベンチャープログラム					ネット依存学習（講義）	夕食	入浴	認知行動療法	個人時間	日誌記入 一日のまとめ等	
キャンプの休日 ―フリータイム―				カウンセリング	夕べのつどい	夕食	入浴	認知行動療法	日誌記入 個人時間		
トレッキング（地蔵岳）				お切り込みうどんをつくろう				入浴	認知行動療法	日誌記入 個人時間	
創作活動（フォトフレーム作り）	昼食	休憩	キャンプまとめ①（各自）	夕べのつどい	野外炊事（バーベキュー）			キャンプまとめ②（発表）	入浴	日誌記入	
カウンセリング											
炊事（込みうどん）	親子で昼食	終わりの会									

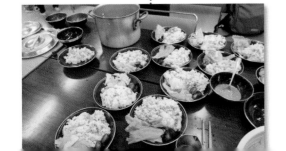

131

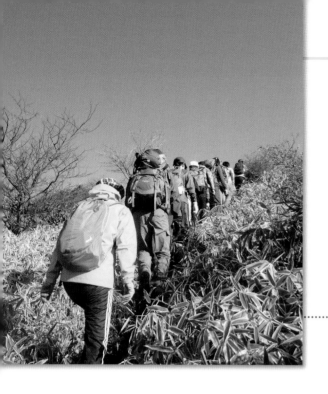

			6:00	7:00	8:00	9:00	1
1日目	11月1日	日					
2日目	11月2日	月	起床	朝のつどい	朝食・活動準備	認知行動療	
3日目	11月3日	火	登山　交流の家〜鍋割山〜姫百合駐車 5：00 起床　6：00 出発				

年を対象とした8泊9日の体験活動プログラムで、ネット先進国である韓国の取り組み「レスキュースクール」を参考に立案され、以降毎年実施されています。

　例年、中学1年生から大学生の年齢にあたる10〜20人が、ゲーム・ネット環境がまったくないなかで、朝6時に起床、夜10時には就寝という規則正しい生活を、高原や山中などの大自然の中で送ります（御殿場・赤城山・信州など）。

　2014年のキャンプは、静岡県御殿場の国立中央青少年交流の家に宿泊して実施され、2015年、2019年のキャンプは、国立赤城青少年の家（群馬県前橋市）にて実施されました。

　メインキャンプの3ヵ月後にはそれぞれフォローアップキャンプが実施されます。

　久里浜医療センターと国立青少年教育振興機構のコラボによるキャンプは2022年度で終了しましたが、2023年度からは久里浜医療センターとYMCAが協力して新たに治療キャンプを実施する予定です。

■キャンプの効果と「自己効力感」

　キャンプの内容はほぼ同じなので、ここでは2015年のプログラムを掲載します。日中は山の中の散策や野外炊飯、アスレチックなどの体験活動プログラムに、認知行動療法やカウンセリングといった依存症治療アプローチを組み合わせた日課をこなしていきます（治療のパートを久里浜医療センターが担当）。

　9日間のキャンプ終了直後と3ヵ月後のフォローアップキャンプ実施時に行った活動の評価によると、キャンプ参加者の1日あたりのネット利用時間、1週間の総利用時間はともに減少し、3ヵ月後も効果は継続している結果が示されました。

　また、「自己効力感」といいますが、自分もやればできる、問題解決が可能という意識や感覚がキャンプに参加したことで向上したという結果も出ています。一般的に依存症の患者さんは自己効力感が低下してい

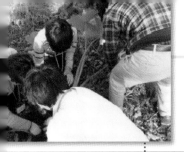

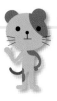

3ヵ月後の二度目のキャンプでは、生活に変化があったかどうかも話し合うんだ。

1:00	12:00	13:00	14:00	15:00	16:00	17:00	18:00	19:00	20:00	21:00	22:00
	受付	はじめの会	カウンセリング			野外炊事			入浴	就寝準備・個人の時間	消灯
			● 野外炊事準備								就寝
		家族会									
	昼食＆休憩	ウォーミングアップ 交流の家～鍋割山登山口		ゲーム大会		夕食	たき火	入浴	就寝準備・個人の時間	消灯	
	昼食	終わりの会									

運動や遊びの合間にレクチャーもしっかりやるからね。

るとされ、依存が深まると社会や周囲との間に摩擦が生じ、関係の破綻が進んでいくことになります。依存が社会的孤立を生み、依存が強まることで「やればできる」という感覚・意識を弱めてしまうわけです。

なお、キャンプ終了後、ネットの利用時間は減少こそしていますが、参加者の多くはゲーム・ネットサービスの利用は続けており、次のステップといえる不登校の改善やゲームアカウントの削除といった行動改善につなげていくためには、キャンプ後の継続的な支援と治療が必要です。

■ フォローアップキャンプと効果の調査

セルフディスカバリーキャンプ終了3ヵ月後に、二度目のフォローアップキャンプ（2泊3日）を行い、それぞれのキャンプの最初と最後に対面方式と質問票による調査を行っています。質問票はインターネット依存度を調べるテスト IAT-20、DQ（8項目の質問表）、IGDT-10 です。

2014年の調査では、1週間あたりのゲーム・ネットの平均使用時間は本キャンプ前の57.4時間（1日平均8.2時間）に対して、3ヵ月後のフォローアップキャンプ前は35.5時間（1日平均5.1時間）と減少していることが明らかになっています。

2019年の調査でも、本キャンプ前とフォローアップキャンプ前とを比較すると、インターネット依存度・ゲーム依存度を示す指標は明らかに改善傾向にありました。ま

た依存症から脱するうえで重要な「自己効力感」を示す指標も向上していました。

例年、キャンプ参加者は10〜20人と限られており、その結果を統計学的に解析することはできませんが、少なくともセルフディスカバリーキャンプへ参加することはネット使用時間の減少、ゲーム依存度の減少に有効性があるといえるでしょう。

■ キャンプで「依存」の離脱症状も軽減

ゲーム・ネット依存が深刻化すると、ゲーム・ネットから離れるとイライラするなどの離脱症状が現れることがあるため、ゲーム・ネットを止めにくくなるケースが多々認められます。一定期間、依存対象から離れることで依存度を軽減させる方法は、他の依存症にも有効です。

日常から離れた環境で行われるセルフディスカバリーキャンプでは、完全にゲーム・ネットから離れることができます。加えて共同生活による協調的な雰囲気、学生ボランティアをはじめとするスタッフのフォロー、多種多様な体験活動への参加が離脱症状を軽減したと考えられます。

フォローアップキャンプからおよそ1年後、セカンドフォローキャンプを実施したところ、参加者からこんな声があったといいます。

「本キャンプから1年、2年経ってからの再キャンプは生活の立て直しに役立ちます」

「ゲーム・ネット依存の治療メニューとしてのキャンプの効果は確実にあると考えられます」

■ 広がる治療キャンプの試み

文部科学省は、ネット依存対策として「青少年教育施設を活用したネット依存対策推進事業」を委託事業として継続しています。事業の名称はいろいろですが、治療キャンプと同じ試みは全国的に広がっています。

静岡県の場合は「つながりキャンプ〜ネットをちょっと一休み 新しい自分を探しに〜」の名称で、県内の中学生、高校生を対象に、プレキャンプ、メインキャンプ、フォローアップキャンプの3回のキャンプをそれぞれ1泊2日で実施しています。野外活動や集団生活活動を通じて、ネットやゲームで得られない新たな気づき、達成感や満足感などを味わってもらうことを目的としています。

兵庫県の場合は「人とつながる Off-Line Camp」の名称で、メインキャンプを4泊5日、フォローアップキャンプを日帰りで実施しています。

秋田県の場合は「うまホキャンプ」の名称で、メインキャンプを6泊7日、フォローアップキャンプを2泊3日で実施しています。

神奈川県の場合は「チェンジライフキャンプ」の名称で、プレキャンプを日帰り、メインキャンプを3泊4日、フォローアップキャンプを1泊2日で実施しています。

いずれのキャンプも、ネットとしゃ断した環境で、自然と触れ合い、「新しい自分」を見つけてもらうのが狙いです。キャンプをきっかけにゲーム依存から抜け出す若者が、少しずつですが増えています。

乳幼児や高齢者に「依存」はあるか

● 乳幼児にも依存のリスク？

　小学生から中高生のゲーム・ネット依存は、その実態が明らかにされ、対策も講じられるようになってきました。

　では、それよりもっと若い乳幼児の場合はどうなるのでしょう。最近、乳幼児をあやすのにスマホの動画を見せる若い母親が増えているそうです。むずがったり泣いている子どもが動画を見るとおとなしくなるからです。

　乳幼児にスマホなどのデジタルデバイスを与えることの是非は、まだ議論が続いていますが、「依存」という観点から見たらどうなのでしょうか。

　「乳幼児など早くからデジタルデバイスを使うと依存のリスクは高まる」というのは久里浜医療センターの樋口進名誉院長です。乳幼児など、脳が未発達の状態では自己制御が難しく、ゲームや動画を際限なく見てしまい、依存のリスクが高まると考えられるからです。

　子どもの脳では、欲望にブレーキをか

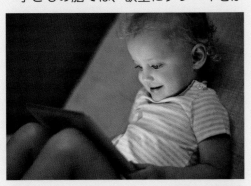

幼児からゲームにはまったら？（写真：iStock）

ける制御役の前頭前野がまだ十分に発達していません。本書の中でこれまで述べてきたように、脳の発達と依存は深く関係しています。子どもの脳は、乾いたスポンジのように猛烈なスピードで、知識や体験によって感じたものを吸収していきます。無制限に無秩序にデジタル情報と接することはすすめられません。

　小さな子どもがスマホの動画を見て喜ぶ姿のなかに、将来のゲーム・ネット依存のリスクが潜んでいるのです。

● 高齢者にも依存のリスク？

　子どもばかりでなく、大人の場合の依存のリスクはどうなのでしょう。

　定年退職した60代後半の男性が、スマホのゲームにはまってしまった例が報告されています。ほとんど毎日、朝から晩まで12〜13時間ゲームをし続け、さすがに自ら異常を認識して、医師に相談しました。大人は前頭前野が発達しているはずなのに、この男性の脳をfMRIで調べてみると、前頭前野の働きが低下していたそうです。

　ゲームにはまればハマるほど「依存の悪循環」が、自己制御するはずの前頭前野にダメージを与えてしまいます。

　年齢に関係なく、高齢者であろうと依存のリスクはあるのです。高齢者の依存対象は多様で、出会い系サイトや「推し活」による多額の投げ銭、占いサイトにはまり課金するなどです。

依存の克服へ向けて

久里浜医療センター名誉院長・顧問　樋口　進

■ 新型コロナとゲーム依存

2011年に、久里浜医療センターが日本で初めてネット依存・ゲーム依存の診療を開始してから、ほぼ12年が過ぎました。

その間、スマートフォンの普及拡大に伴い、子どもや若者たちのゲーム依存は増え続けました。さらに2020年からの新型コロナウイルス感染症（COVID-19）の大流行により、家に閉じこもることが多くなり、スマホ利用時間が増えて、ネットやゲームへの依存傾向が高まったという報告もありました。

また、以前からネット依存度が高いほど子どもたちに「うつ症状」が増えるという調査結果があり、コロナ禍によりその傾向にますます拍車がかかるのではないかという懸念もあります。子どもたちとゲーム依存の関係に精神症状が加わって複雑化し、治療が難しくなるかもしれません。

それでも、この12年間の間に、治療経験や依存に対するさまざまな知見が集積され、依存克服への道筋も見えてきています。WHOが2019年に国際疾病分類の改訂11版（ICD-11）に「ゲーム障害（ゲーム行動症）」を正式に病気として認定したことも（2022年発効）、依存治療に目が向けられる大きなきっかけになったと思います。

■ 治療における子どもと成人の違い

本章でもたびたび触れましたが、ゲーム・ネット依存の治療では、成人より子どもの

ほうが治療に困難が伴います。10代前半の思春期の脳は、「理性」をつかさどる前頭前野の発達がまだ十分ではなく、欲求に対する抑制が利きにくい状態にあります。

成人なら、これ以上ゲームばかりし続けていると、仕事も人生も駄目にするかもしれないと、どこかで自制心が働きます。子どもはこの自制心が弱いのです。こんなに面白いゲームをなぜやめなくてはいけないのか、そこがなかなか理解できない。だから治療が難しいのです。

久里浜医療センターを受診した患者さんの中で、ゲーム依存から比較的早く立ち直ったのは、やはり大学生になってから依存が悪化したケースでした。自分をコントロールする力がまだ残っていたのです。そういう患者さんの中には、自分の体験を生かして依存治療の支援ボランティアになった人もいます。

子どものときにゲーム依存になると、依存状態の進行や重症化が早く、だから治療も早く始めるべきなのです。ゲーム依存が疑われるような兆候が現れたら、躊躇することなく、専門の医療施設に相談し、対策を行ってください。

■ 発達障害との関係はどう考えるか

子どもと依存を考えるとき、発達障害がよく問題にされます。発達障害のうち、ADHD（注意欠如・多動症）とASD（自閉スペクトラム症）は、依存のリスク因子に挙げられます。しかし、だからといって、

ADHD や ASD の子が必ずゲーム依存になるわけではなく、発達障害のない子でもゲーム依存になり得ます。実際、久里浜医療センターで治療を受けている患者さんの約半数は発達障害と関係ありません。

ADHD や ASD は、依存のリスクの1つであって原因ではありません。治療にもいえることですが、ADHD や ASD を治療すれば、依存がなくなるわけではありません。依存の治療はまた別と考えるべきです。

また ADHD の薬物治療については本章でも取り上げましたが、依存の症状をやわらげることには役立つかもしれません。

ASD については、ASD を「治療」することを考えるのではなく、その特性を知り、その特性のプラス面を伸ばすように、上手につきあうことを考えてください。

ゲーム依存の治療について

ゲーム依存は、「行動嗜癖」であり、薬物依存やアルコール依存のような「物質依存」と違い、依存の対象物質を断てば治るというものではありません。何か薬を飲んだら回復するとか、ネットをしゃ断してゲームと切り離せばすぐに回復するというものでもありません。

久里浜医療センターでは、カウンセリングや心理療法である認知行動療法、独自の試みである NIP（New Identity Program）つまり「新しい自分を見つける」などの治療プログラムを用意して、治療にあたっています。

ゲーム依存の治療は、症状の改善と悪化を繰り返すことが多く、簡単ではありませんが、依存と正面から向き合い、症状の改善のほうが徐々に大きくなることで、依存から回復することができます。

依存を克服するまでには時間がかかります。医療者も患者さんも根気よく治療を続けることが必要です。

その場合、家族の協力が何より大切になります。家族が、依存という病態をよく理解し、患者さんをサポートすることが回復を早めるのです。

人生の再スタートへ

ゲーム依存の患者の脳で、前頭前野の機能低下が見られたように、依存は「脳の病気」という側面をもっています。第2章で紹介したように、脳の神経ネットワークには「可塑性」があり、柔軟に神経のつなぎ替えを行い、機能を回復させる強い復元力が、脳にはあります。

依存の治療を続ける患者さんの脳が、どう変化するかは、まだよくわかっていません。薬物依存の患者さんの脳では、機能低下が見られた部位が健常者の脳と同じくらいに回復した例が報告されています。「脳の病気」であっても回復は可能なのです。

たとえ治療に時間がかかっても、依存から回復した例はいくつもあります。

依存によって、普通の生活が壊れ、学業がおろそかになったり、仕事に失敗したりしても、自分の人生をあきらめてはいけません。ヒトの脳に強い復元力があるように、治療する意思があるかぎり、依存状態から回復し、人生を再スタートさせることができるのです。

137

「ゲーム・ネット依存」 治療施設

施設名	郵便番号	所在地	電話番号
北仁会 石橋病院	047-8585	北海道小樽市長橋 3-7-7	0134-25-6655
医療法人北仁会旭山病院	064-0946	北海道札幌市中央区双子山 4-3-33	011-641-7755
医療法人社団ほっとステーション 大通公園メンタルクリニック	060-0042	北海道札幌市中央区大通西 5 丁目	011-233-5255
四季メンタルクリニック	060-0061	北海道札幌市中央区南 1 条西 11-327-6 ワンズ南 1 条ビル 4F	011-209-7111
医療法人社団 さっぽろ麻生メンタルクリニック	001-0039	北海道札幌市北区北 39 条西 5 丁目 1 番 15 号 北電商販サトウビル 4 階	011-737-8676
社会福祉法人楡の会こどもクリニック	004-0007	北海道札幌市厚別区厚別町下野幌 49	011-898-3934
医療法人耕仁会 札幌太田病院	063-0005	北海道札幌市西区山の手五条 5-1-1	011-644-5111
医療法人渓仁会 手稲渓仁会病院	006-8555	北海道札幌市手稲区前田一条 12-1-40	011-681-8111
特定医療法人さっぽろ悠心の郷 ときわ病院ときわこども発達センター	005-0853	北海道札幌市南区常盤 3 条 1 丁目 6 番 1 号	011-591-4711
東北会病院	981-0933	宮城県仙台市青葉区柏木 1-8-7	022-234-1461
宇都宮東口ストレスクリニック	321-0953	栃木県宇都宮市東宿郷 2-4-3 宇都宮大塚ビル 5F	028-632-3301
埼玉県立精神医療センター	362-0806	埼玉県北足立郡伊奈町小室 818-2	048-723-1111
白峰クリニック	330-0071	埼玉県さいたま市浦和区上木崎 4 丁目 2-25	048-831-0012
医療法人社団アパリアパリクリニック	162-0055	東京都新宿区余丁町 14-4	03-5369-2591
東京医科歯科大学医学部附属病院	113-8519	東京都文京区湯島 1 丁目 5-45	03-3813-6111
成城墨岡クリニック分院	157-0066	東京都世田谷区成城 2-22-9	03-3749-1122
医療法人社団学風会 さいとうクリニック	106-0045	東京都港区麻布十番 2-14-5	03-5476-6550
東邦大学医療センター大森病院	143-8541	東京都大田区大森西 6-11-1	03-3762-4151
昭和大学附属 烏山病院	157-8577	東京都世田谷区北烏山 6-11-11	03-3300-5231
医療法人社団こころの会 タカハシクリニック	144-0052	東京都大田区蒲田 4-29-11 高橋ビル	03-5703-1321
医療法人財団青渓会 駒木野病院	193-8505	東京都八王子市裏高尾町 273	042-663-2222
ライフサポートクリニック	171-0043	東京都豊島区要町 3-11-1 菊信第一ビル 2F-4F	03-3956-5555
独立行政法人国立病院機構 久里浜医療センター	239-0841	神奈川県横須賀市野比 5-3-1	046-848-1550
横浜市立大学附属病院	236-0004	神奈川県横浜市金沢区福浦 3-9	045-787-2800
大石クリニック	231-0058	神奈川県横浜市中区弥生町 4-41 大石第一ビル	045-262-0014
地方独立行政法人神奈川県立病院機構 神奈川県立精神医療センター	233-0006	神奈川県横浜市港南区芹が谷 2-5-1	045-822-0241
医療法人綾の会川崎沼田クリニック	210-0006	神奈川県川崎市川崎区砂子 2-11-20 加瀬ビル 133 4F	044-589-5377
川崎メンタルクリニック	210-0023	神奈川県川崎市川崎区小川町 2-3 川崎アオキビル第 10-4F	044-246-0075
北里大学病院	252-0375	神奈川県相模原市南区北里 1-15-1	042-778-8111
独立行政法人国立病院機構 さいがた医療センター	949-3116	新潟県上越市大潟区犀潟 468-1	025-534-3131
新潟大学医歯学総合病院	951-8520	新潟県新潟市中央区旭町通一番町 754 番地	025-223-6161
佐潟公園病院	950-2261	新潟県新潟市西区赤塚 5588	025-239-2603
かとう心療内科クリニック	950-0121	新潟県新潟市江南区亀田向陽 1-3-35	025-382-0810
医療法人社団博啓会アイ・クリニック	939-8271	富山県富山市太郎丸西町 2-8-6	076-421-0238
地方独立行政法人山梨県立病院機構 山梨県立北病院（2020 年 11 月以降）	407-0046	山梨県韮崎市旭町上條南割 3314-13	0551-22-1621

このリストは、久里浜医療センターのホームページにある「インターネット依存・ゲーム障害治療施設リスト（2020 年版）」から転載させていただきました。このリストは、各都道府県・政令指定市の精神保健福祉センターからの情報および各医療機関に行った調査結果を基に作成されています。また、本リストに記載を希望されない施設もありますので、一部の施設は収載されていません。

施設名	郵便番号	所在地	電話番号
松南病院	390-0847	長野県松本市笹部 3-13-29	0263-25-2303
聖明病院	417-0801	静岡県富士市大渕 888	0545-36-0277
服部病院	438-0026	静岡県磐田市西貝塚 3781-2	0538-32-7121
マリアの丘クリニック	422-8058	静岡県静岡市駿河区中原 930-1	054-202-7031
あつた白鳥クリニック	456-0035	愛知県名古屋市熱田区白鳥 3 丁目 10-19 BLG 白鳥 2F	052-671-1555
医療法人杏野会 各務原病院	504-0861	岐阜県各務原市東山 1-60	058-389-2228
大阪精神医療センター	573-0022	大阪府枚方市宮之阪 3-16-21	072-847-3261
大阪市立大学医学部附属病院	545-0051	大阪府大阪市阿倍野区旭町 1-5-7	06-6645-2121
垂水病院	651-2202	兵庫県神戸市西区押部谷町西盛 566 番地	078-994-1151
幸地クリニック	650-0021	兵庫県神戸市中央区三宮町 2 丁目 11-1 センタープラザ西館 7F709 号	078-599-7365
ただしメンタルクリニック	663-8204	兵庫県西宮市高松町 4 番 37 号中林ビル西宮 5F	0798-69-2881
ひびきこころのクリニック	659-0093	兵庫県芦屋市船戸町 3 丁目 24-1 MT ビル 201 号	0797-35-8556
すずろメンタルクリニック	674-0058	兵庫県明石市大久保町駅前 1-11-4 KM ビル 4F	078-995-9572
神戸大学医学部附属病院	650-0017	兵庫県神戸市中央区楠町 7-5-2	078-382-5111
岡山県精神科医療センター	700-0915	岡山県岡山市北区鹿田本町 3-16	086-225-3821
医療法人せのがわ瀬野川病院	739-0323	広島県広島市安芸区中野東 4-11-13	082-892-1055
藍里病院	771-1342	徳島県板野郡上板町佐藤塚字東 288-3	088-694-5151
宮内クリニック	770-0047	徳島県徳島市名東町 2 丁目 660-1	088-633-5535
医療法人社団光風会三光病院	761-0123	香川県高松市牟礼町原 883-1	087-845-3301
愛媛大学医学部附属病院	791-0295	愛媛県東温市志津川 454	089-964-5111
のぞえ総合心療病院医療法人コシュノテ風と虹	830-0053	福岡県久留米市藤山町 1730	0942-22-5311
こころころころクリニック	811-2417	福岡県糟屋郡篠栗町中央 4-10-33	092-931-5656
医療法人遊行会 藤川メディケアクリニック	812-0008	福岡県福岡市博多区東光 2-22-25	092-432-6166
うえむらメンタルサポート診療所	812-0024	福岡県福岡市博多区綱場町 5-1 初瀬屋福岡ビル 6F	092-260-3757
雁の巣病院	811-0206	福岡県福岡市東区雁の巣 1-26-1	092-606-2861
独立行政法人国立病院機構 肥前精神医療センター	842-0192	佐賀県神埼郡吉野ヶ里町三津 160	0952-52-3231
さがセレニティクリニック	849-0937	佐賀県佐賀市鍋島 3-2-4-1F	0952-37-7430
虹と海のホスピタル	847-0031	佐賀県唐津市原 842-1	0955-77-0711
医療法人社団松本会希望ヶ丘病院	861-3131	熊本県上益城郡御船町豊秋 1540	096-282-1045
医療法人横田会 向陽台病院	861-0142	熊本県熊本市北区植木町鐙田 1025	096-272-7211
河村クリニック	870-0026	大分県大分市金池町 2-12-8 ひこばゆビル 3F	097-548-5570
医療法人山本記念会山本病院	874-0930	大分県別府市光町 14-3	0977-22-0131
大悟病院	889-1911	宮崎県北諸県郡三股町大字長田 1270	0986-53-3366
森口病院	892-0873	鹿児島県鹿児島市下田町 1763	099-243-6700
指宿竹元病院	891-0304	鹿児島県指宿市東方 7531	0993-23-2311
いこまクリニック	890-0045	鹿児島県鹿児島市武 1-27-11	099-206-0788
医療法人 増田クリニック	892-0845	鹿児島県鹿児島市樋之口町 2-24	099-219-1155
独立行政法人国立病院機構琉球病院	904-1201	沖縄県国頭郡金武町字金武 7958-1	098-968-2133

索引

■ 参考文献

● 樋口 進（監修）『心と体を蝕む「ネット依存」から子どもたちをどう守るのか』 ミネルヴァ書房 2017年

● 樋口 進『スマホゲーム依存症』 内外出版社 2018年

● 樋口 進「ゲーム・ネット依存の現状と今後の課題」 久里浜医療センター・依存症対策全国センター

● 令和3年度依存症対策全国拠点機関設置運営事業「ゲーム・インターネット依存症治療指導者養成研修テキスト」2021年（筆者の肩書は執筆時のもの）

　講義資料1 「インターネット・ゲームに関する基礎知識」 西村光太郎（久里浜医療センター精神科医師）

　講義資料2 「ゲーム・ネット依存の実態、診断、検査」 松崎尊信（久里浜医療センター精神科医長）

　講義資料3 「ゲーム・ネット依存の病態」 曽良一郎（神戸大学大学院医学研究科精神医学分野）

　講義資料4 「ネット・ゲーム依存の治療と対応方法」 樋口 進（久里浜医療センター院長）

　講義資料5 「デイケア・キャンプ・認知行動療法・カウンセリング」 三原聡子（久里浜医療センター主任心理療法士）

　講義資料6 「治療に関連する社会資源」 前園真毅（久里浜医療センター医療社会事業専門職）

　講義資料7 「ネット依存の家族支援」 吉田精次（藍里病院副院長）

　講義資料8 「ゲーム・ネット依存と併存症」 館農 勝（ときわ病院理事長）

　講義資料9 「依存・嗜癖の神経生物学的基礎」 廣中直行（LSIメディエンス安全科学研究所薬理研究部テクニカルアドバイザー）

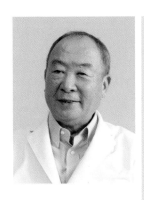

［監修者紹介］

樋口　進 (ひぐち すすむ)

独立行政法人国立病院機構久里浜医療センター名誉院長。WHO 物質使用・嗜癖行動研究研修協力センター長。慶應義塾大学客員教授。藤田医科大学客員教授。1979 年東北大学医学部卒。米国立保健研究所留学、久里浜医療センター副院長、同センター院長などを経て現在に至る。WHO 専門家諮問委員、内閣官房ギャンブル等依存症対策推進関係者会議会長など多数の委員を務めるほか、学会では、国際アルコール医学生物学会（ISBRA）前理事長、国際行動嗜癖研究学会理事、アジア太平洋アルコール・嗜癖研究学会理事・事務局長、日本アルコール関連問題学会前理事長などを歴任。
2011 年 7 月に日本で最初にネット依存専門診療を始める。ゲーム行動症の疾病化に関して、当初から WHO に全面的に協力し、2022 年 3 月に久里浜医療センターを退職後も同センターでネット・ゲーム依存の診療や研究を続けている。

［編集］
株式会社 桂樹社グループ

［執筆協力］
小島強一・山崎正己

［イラスト］
矢寿ひろお・卯坂亮子

［本文レイアウト組版・図版制作］
株式会社 桂樹社グループ

［装丁］
株式会社 プラメイク

MINERVA Excellent Series ③
心理 NOW！
心が壊れる「ゲーム依存」から
どう立ち直るのか

2023 年 12 月 20 日　初版第 1 刷発行　　　　〈検印省略〉

定価はカバーに
表示しています

監 修 者　樋　口　　　進
発 行 者　杉　田　啓　三
印 刷 者　森　元　勝　夫

発行所　株式会社　ミネルヴァ書房
607-8494　京都市山科区日ノ岡堤谷町 1
電話代表 (075) 581 - 5191
振替口座 01020 - 0 - 8076

© 樋口 進. 2023　　　　　　　　モリモト印刷
ISBN978-4-623-09670-1
Printed in Japan

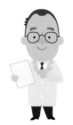
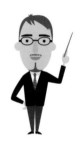
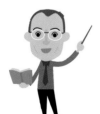